U0197792

YOU'RE MY
BABY

你是我的
宝贝 病童家庭心理健康读本

魏瑞红 张敏 苏钰婷 著

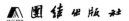 团结出版社
UNITY PRESS

图书在版编目（ＣＩＰ）数据

你是我的宝贝：病童家庭心理健康读本 / 魏瑞红，
张敏，苏钰婷著. -- 北京：团结出版社，2019.7
　　ISBN 978-7-5126-7002-0

　　Ⅰ．①你… Ⅱ．①魏… ②张… ③苏… Ⅲ．①成骨不
全－儿童－心理健康－健康教育 Ⅳ．①R395.2

　　中国版本图书馆 CIP 数据核字(2019) 第 059353 号

出　版： 团结出版社

　　　　（北京市东城区东皇城根南街 84 号　邮编：100006）

电　话：（010）65228880　65244790 （出版社）

　　　　（010）65238766　85113874　65133603（发行部）

　　　　（010）65133603（邮购）

网　址： http://www.tjpress.com

E-mail: zb65244790@vip.163.com

　　　　fx65133603@163.com（发行部邮购）

经　销： 全国新华书店

印　装： 三河市东方印刷有限公司

开　本： 138mm×200mm　　　32 开

印　张： 6

字　数： 72 千字

印　数： 4045

版　次： 2019 年 7 月　第 1 版

印　次： 2019 年 7 月　第 1 次印刷

书　号： 978-7-5126-7002-0

定　价： 38.00 元

没有他们，只有我们

　　人的同情心是与生俱来的吗？好像是。心理学家曾经观察到一个现象：在医院的新生儿保育室里，如果一个婴儿开始哭，那么他周围其他的婴儿就会跟着一起哭。婴儿显然还没有建立起逻辑思维能力，那些跟着哭的婴儿并不知道发生了什么，有人饿了，有人尿了，还是有人在练习呼吸。心理学家相信，婴儿只是用自己的哭声对其他个体的处境表达"共情"。这，就是基因带来的同情心。

　　那为什么随着年龄的增长，我们的同情心表达得越来越困难，反而生出了拒绝、排斥、嘲讽的能力呢？这好像也跟进化有关。人是群居动物，几万年的进化同样在我们的基因里种下了属于动物的特质。动物性体现在——我们在潜意识里总是希望自己是一个群体中的一员，也希望这个群体里的其他个体跟我们"一样"，这样才能识别谁是"他们"，谁是"我们"。这是为了族群繁衍，活下去。而一旦族群里出现了和大多数人不一样的变异个体，那些大多数就拒绝认同，进而排斥，至于嘲笑，只是把这两种情感语言化了而已。这些反应的背后，其实源于同一个心理动因：恐惧。因为这个变异的个体破坏了其他个体的集体认同感，威胁到了"我们"这个概念的内涵。所以那些对畸形、身体残缺的人避之不及的动作，那些嘲笑瓷娃娃的调皮小朋友，他们表现出的只是动物的本能。

　　话还没说完，人不仅是群居动物，而且是地球上唯一的高级智慧生物。智慧体现在——人可以主动设计出复杂的社会结构和政治文化体系，以保证群居的稳定性和高效率。为了稳定，群体必须保障每一个个体的基本权利，那些弱小的、患病的，因为先天变异导致生存能力低于普遍水平的人，都需要用制度保护起来。税收、福利、医保……都是这个体系的一部分。但这还不是全部，因为人还是具有复杂情感的动物。在与他人的互动中，人会逐渐明确自我认知。所以如果保障变成了施舍，福利变成了怜悯，对"他们"而言，那仍然是一种伤害。

那么，怎样让帮助有温度、让受助者有尊严呢？就是像瑞红姐姐这样的人。她自己就是一个罕见病患者，瓷娃娃们面对的困难，她都经历过；瓷娃娃们的家庭面临的窘境，她比其他人更能理解。最难能可贵的是，她没有停留在个人体验和情感层面，除了自己重获新生，她还考取了心理咨询师资格，利用专业知识让互助更科学、更有效。就算身边没有罕见病的亲人或朋友，我也建议大家读一读这本书。那些自卑、迷茫、绝望，难道不是发生在每一个人身上的吗？那些理解、支持、

你是我的宝贝：病童家庭心理健康读本

关爱，难道不是每一个人应该具有的能力吗？

　　从这个意义上说，没有他们，只有我们。

原中央电视台主持人　路一鸣

强者自救，圣者渡人

　　作为一个罕见病专业医生，过去的二十多年接诊过很多罕见病患者，也通过互联网结识了很多病友，他们的故事感动了我。我在新浪博客上记录了一段心里话："一个人能够来到这个世上并活着真的不容易，除了要面对环境污染、承受工作和生活的压力，很多人还要忍受疾病的痛苦，然而，实际上最折磨人的莫过于心灵的孤独。我愿成为一座桥，沟通心灵的桥。"

　　人的身心不可分离，毋庸置疑，罕见病患者十分需要心理支持。我曾经对很多患者说：如果一个人知道自己或者家人罹患了与生俱来的无法治愈的疾病，他们肯定会有心理反应的，可能会包括难过、沮丧、自卑、焦虑、不平、恐惧等。这些心理反应本身是正常的，但是如果长期无法获得理解并得到疏导，会让他们的人生更加艰难。

最初认识瑞红是读了她的自传《玻璃女孩水晶心》，让我十分感动和钦佩。我们都在新浪博客写博文，她的博客上有一段"小蜗牛的自白"，第一句："世界以痛吻我，我要回报以歌。"一个人需要拥有多么强大的内心才能说出这样的话并身体力行呢？她的动力和能量从何而来？我自己这些年在支持罕见病群体的过程中有一种体会，自助和助人是相互加强的，自助者才能真正助人，助人的过程也是一种自助，瑞红一定比我体会得更加深刻。没有完美的生命，可以有精彩的人生。

心理学上讲"共情"，做到这一点并不容易。我

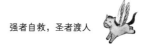

作为医生，接触过很多患者，走进病友群体，见证过他们的生命历程，可以说深刻地理解他们，有着深度的共鸣，但是还是难以完全体会他们的感受。瑞红，以自己的生命故事结合心理学专业知识和方法，帮助了很多的罕见病患者和他们的家庭。可以这样说，瑞红是中国罕见病心理支持领域的开拓者。

强者自救，圣者渡人。

博士、临床遗传医师、中日友好医院医生　顾卫红

目　录

1

前言

　　这是国内首部罕见病领域心理健康读物，因专业及经验等方面所限还很稚拙，之所以鼓起勇气创作这个读本，是希望揭开瓷娃娃等罕见病群体所受心理等压力的冰山一角，共同关注罕见病人群心理健康问题；是希望普及心理健康知识，也让广大读者找到共鸣和疗愈自己的方法。

　　"瓷娃娃"是成骨不全症患者的昵称，是因基因缺陷导致的骨脆弱疾病，不经及时治疗易频繁骨折，全国约有十万名患者。现在每年有一千余名瓷娃娃从全国各地来到天津武清区人民医院这个全国特色医疗科室——成骨不全症治疗中心治疗，身体得以改善。瓷娃娃只是冰山一角，被发现的 5000~6000 种罕见病中仅有 5% 可进行治疗（一般不可治愈），在我国大约有两千多万罕见病患者，约有九千万人受罕见病影响。

我曾说过，"若罕见病群体的问题得到解决，人类 60% 的困苦也便有了解"，这不是什么豪言壮语，罕见病家庭承受了大病家庭所承受的病痛、治病艰难、因病致贫 / 返贫、护理艰辛，也承受了困境人群的失学 / 辍学、失业 / 无业、婚恋困难等，更包括由此而带来的心灵煎熬。然而罕见病人群的心理健康鲜被关注，他们的心理问题长期得不到缓解，有些临近崩溃。因此他们的心理健康亟待被关注和支持。

有生命的传承就会有基因缺陷，就会有罕见病患者的出现，谁罹患罕见病只是概率问题、是"幸运"问题。新京报评论文章曾说：是罕见病病人承担了我们整个人类的坏运气，我们理应对他们表达我们的善意。央视财经评论：罕见病是人类共同的敌人，需要我们人类共同面对，而不仅仅是罕见病一个家庭或家族的事情。

从事罕见病公益工作近十年，我做的事不大，个人能力所限。但朝夕陪伴病友和家人经历那种站在他们角度看，是惊心动魄的事件，是撕心裂肺，是喜极而泣，是生生不息的希望……我通过把长期为瓷娃娃等罕见病群体做心理辅导积累的典型案例为素材，按照不同类别筛选出十多个故事，撰写成病友群体能读懂的、容易接受的自读本。并由心理督导张敏点评，插画师苏钰婷做插画，在专业上也有着积极推进的作用。

瓷娃娃群体心理问题与其他罕见病及其相关病童家庭有着很多共性。正如路一鸣老师所说，即便是普通人群也难免有自卑、迷茫、绝望等情况，那些理解、支持、关爱，也是每一个人应该具有的能力。从这个角度说，大众开卷也有益。

我成立太阳语罕见病心理关怀中心以来，社会各

你是我的宝贝：病童家庭心理健康读本

界通过这个小小的公益平台，向瓷娃娃等罕见病群体以志愿服务的形式提供无私的帮助和关爱；同时也有我们长期合作的像赵辉三、任秀智、顾卫红、张敏、孙丽佳、张景懿、谢京这样的康复师、医生、心理师、老师、社工师等，给我们专业合作和支持。在此向所有支持者表达深深的感谢！

最后，从内心深处想说：谢谢瓷娃娃病友和家人。是你们的坚韧和勇敢，让我们懂得生命、珍惜生命、热爱生命。

相遇是美好，

让我们聆听生命拔节的声音，

让我们在文字和图画里相遇！

魏瑞红

2019 年 3 月 16 日

4

引子

　　今年是我过的最后一个六一儿童节，不同的是这个节日我要在医院里度过了。爸爸妈妈带着我来天津武清做手术。这里跟别的医院不一样，这里的医生都笑眯眯的，一点都不吓人。护士姐姐扎针时也特别轻柔、小心。这里除了像别的医院一样的病房、护士站这样的设置，还有别的医院没有的——在病房一头，有一个我们喜欢的家园，上面写着"瓷娃娃彩乐病房"，这里有点像彩色的幼儿园，也像有趣的学校。家园里有好几个书架，上面摆满了图书、玩具。

每次我都盼着来医院，因为这里有很多伙伴，不像在家里那样，我总是一个人盯着窗外，与白云对话。爸爸常年在外打工，妈妈负责在家里照顾我。每次治疗时，爸爸都把攒了好久的钱带上，也带着妈妈在舅舅和姨妈家借的钱。

家园有一个特别特别温暖的办公室——太阳语，太阳语里有一些哥哥姐姐。他们有的像我一样坐轮椅，有的可以拄拐杖走路。其中有一个是瑞红姐姐，她是心理咨询师，好多伙伴把她当成知心姐姐，我也和她成了好朋友。太阳语的哥哥姐姐每天陪着我们，如果哪个小病友来治疗太害怕，姐姐们就会用游戏的方法和他一起表演故事做心理辅导，他就不那么害怕了；手术期间，还有志愿者给我们送牛奶增加营养，在病房和我们讲故事、聊天、画画；有些病友来时，是由爸爸妈妈抱着或背着来的，太阳语的大哥哥会给他配适合他身体的轮椅给他用，他坐上轮椅就一下子自由了，在病房里外开心地滑动……

拉钩，我们一起穿短袖衫

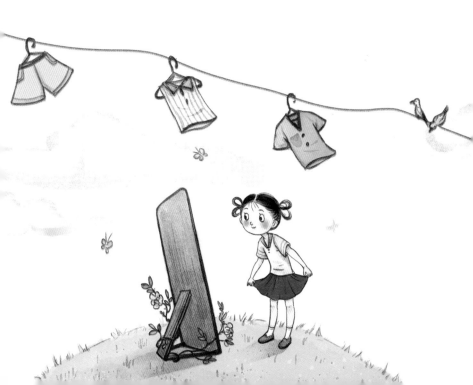

这次我是滑着滑板车来医院的，因为我不愿意坐轮椅，我怕医院里的人也像我们村里人一样笑话我。每次在村里妈妈用轮椅推我出去的时候，有些村里的人就向我指指点点，还有些小孩在背后哧哧地笑，说我是怪物。每当那时，我都不想再出门。

　　来医院治疗的瓷娃娃好多，我做完各项检查，等待医生安排手术的时间。在这段时间里，我被太阳语选为值日小组长，负责图书角的借阅、病房卫生监督评比。每天，我都尽力伸出双手，把一头浓密的头发扎成两只蝴蝶一样的辫子，还带着爸爸特意买给我的粉色头花，我想漂漂亮亮的。

临近六一，天气特别热，很多小病友都穿着短袖衫，露着胳膊；有的甚至穿着裙子，露出双腿，而我不敢穿短袖衫和裙子，我的胳膊和腿因为多次骨折都变得弯曲了。妈妈说我胳膊、腿上长了8座"小拱桥"。这次来医院做手术，就是要让小拱桥变直，让我的腿变得有力气。和小病友们在一起，走廊里翻腾着热气，我的鼻尖上都冒汗了，多想脱掉长袖衣服，凉快凉快，可我不敢，我只能捂着我的胳膊，不然他们肯定会笑话我的。

我在太阳语门口见到了瑞红姐姐，我喜欢她写的书《玻璃女孩水晶心》，妈妈说瑞红姐姐也了解我的事儿，带我走进瑞红姐姐的办公室，让我和瑞红姐姐聊聊天。

结果一进办公室，妈妈就说："瑞红姐姐，我们家琳琳总是不敢穿短袖衫，你看这么热的天，她都不脱掉长袖衣服，她能怎么克服这个困难呢？"

"真是哪壶不开提哪壶"，我听了这个话，真想躲起来，汗水好像几十只蚂蚁在后背上爬行，衣服贴在了我身上。

坐在轮椅上的瑞红姐姐面向我，微笑着问：琳琳，你是喜欢穿长袖衫，不喜欢穿短袖衫吗？

我难为情地说：不是，我是不敢穿短袖衫。

不敢穿短袖衫？瑞红姐姐有些好奇。

我不得不接着说：因为我胳膊是弯曲的，我怕穿短袖衫露出胳膊，别人会笑话我。

瑞红姐姐问：哦，我明白了。那你会经常出门吗？出门的时候别人会怎么样？

我说：我不太喜欢出门，每次出门别人都问东问西的。不过妈妈会经常鼓励我。

瑞红姐姐：哦？琳琳妈妈，你是怎么鼓励孩子的？

妈妈：我给孩子讲，他们越是这样，咱们越出去，他们见得多了，就不问了。而且谁问你的时候，你就大大方方地告诉他们：我是瓷娃娃，因为我常骨折生病，不能走路。所以身体跟你们不一样。

他们如果嘲笑我们，我们不用搭理，那是他们的事，而我们还是我们自己。我们开心幸福、我们悲伤难过，也是我们自己的事。跟别人无关。

妈妈一口气把在家里常说的话一字不落地重复了一遍。

瑞红姐姐问：琳琳你听了妈妈的话，你是怎么想的，怎么做的？

我说，一般情况下，我听了妈妈讲的，就由着妈妈把我推出去。刚开始有些怕怕的，后来发现他们看我也没什么，如果有人问：我就告诉他们，我是瓷娃娃。后来就不怕了。

说着说着，我还有点小得意，原来我平时还有点勇敢。

瑞红姐姐说：琳琳，看来你认为妈妈说的话很有道理，所以你变得有些勇敢。但内心里还是有点不情愿。

瑞红姐姐真懂我呀，我点点头。

瑞红姐姐接着说：有时候我们怕出去，是怕别人看到我们。尤其他们看我们的目光，跟看别人的目光是不一样的。

红姐姐说到这的时候，我仿佛看到了那些人的目光，总是让人不愉快。

瑞红姐姐问：那你能告诉我，他们的目光是什么样的吗？

我说：他们？他们很好奇吧。他们好像没见过我这样的人。

瑞红姐姐：嗯嗯，他们的目光大多是好奇。还有别的目光吗？

我：……

瑞红姐姐：比如他们说，哎，这么好的孩子，居然不能走……

瑞红姐姐这么说，我想起来一些老人围着我感到可惜的样子。我说：他们是心疼我的目光。

瑞红姐姐：琳琳体会得很到位。你认为他们是心疼人的目光，也就是说，他们是比较善意的目光。

还有别的目光吗？比如他们说：喔哟，这个小孩这么大了，还不能走……说着还与别人嘀嘀咕咕的。他们是什么样的目光？

我感觉我的眉头都拧起来了。我想了一会儿说：他们好像是嘲笑的目光。

瑞红姐姐：他们不能理解你的处境，想当然地来评论你，你认为这是嘲笑的目光。针对这样的目光，你怎么办？

在瑞红姐姐的引导下，第一次思考别人的目光原来有这么多含义。我想了一会儿说：……我，我就像妈妈说的，他们说他们的，那是他们的事，我不用管他们。

瑞红姐姐：妈妈的话还是挺有作用的。咱们总结一下刚才的内容，我们分析到，路人看到你的目光有三种，第一种是好奇的，第二种是善意的，第三种是嘲笑的。好奇好像占大多数，好奇的目光有好坏之分吗？

我摇摇头。

瑞红姐姐：你的意思是好奇没有好坏之分。比如你在大街上看到一辆稀奇的车、一个穿着很奇异的人，是不是也好奇？再比如，大多数人身高在一米五到一米七左右，但如果身高两米多的姚明走在大街上，大家会怎么样？

我忍不住笑了，说：我肯定会跟着他看，哇，姚明叔叔好高啊！

瑞红姐姐：是啊，姚明叔叔好高啊。我感受到你只是好奇，没有恶意。

我说：嗯嗯，大多数是好奇的，不是恶意的。

瑞红姐姐：很好。那如果是善意的目光，看来就更不是一种伤害了。正因为人们心底的善良，才会有志愿者助人，才会有那么多爱心机构的出现，才会有人要当医生来治病……

而当那些恶意的嘲笑的目光再出现的时候，你除了不搭理他们之外，你还可以怎么做？

我沉默了，我也没有想过怎么做。

瑞红姐姐说：看得出琳琳以前没有思考过这个问题。我想，你可以首先告诉自己：我长成这个样子，不是我愿意的，也不是爸爸妈妈愿意我这样的，这是疾病导致的，这又不是我的错！

随着瑞红姐姐的话我抬起头说：你们嘲笑我，证明你们不懂我。你们看到的，只是表面的我。

我妈妈也提高了声音说：对，他们看到的只是琳琳的表面，其实他们不知道琳琳到底是一个什么样的人，他们不知道琳琳快小学毕业了，他们不知道琳琳弹钢琴到四级。他们看到的只是一个人的表面，不是一个人的全部……即便是表面的琳琳，也没有错。

瑞红姐姐：我面前的琳琳如此丰富的一个人。不是那些只看到你表面而评论你的人说的样子。我们可以说：我是我自己，我是一个丰富的自己。你们只是看到了一个片面的我。

就是，我才不在乎你们的看法！我以后要多出门，我才不怕呢。我脱口而出。

瑞红姐姐向我竖起大拇指：琳琳通过思考，变得更勇敢了。

我不好意思地笑笑。

琳琳你开头说，你并不是喜欢穿长袖。你怕人笑话。现在还怕吗？瑞红姐姐这么问我：如果我们把衣袖挽起来，甚至干脆穿短袖衫露出弯曲的胳膊，我们敢吗？

我抬头看着瑞红姐姐，第一次意识到，原来她的胳膊也是弯曲的。但她最近一直穿着短袖衫，我也没有觉得她胳膊不好看。隔着办公室的门，我看到小云的双腿是弯曲的，她穿的裙子和小病友们聊天笑得挺开心的，我也没有觉得她不好看。

我如果穿上短袖衫，也没有什么不可以。

我说：姐姐，我敢。我明天就穿妈妈带来的短袖衫，平时只敢在家里穿的。

瑞红姐姐：那好呀，那咱们拉钩吧，不许变卦哦。

我笑起来：我才不变卦呢。这么热的天，我得穿短袖衫。热得要命的时候，没准还要穿吊带背心——拉钩……

哈哈……哈哈……

大家都笑了。

瑞红姐姐知心话

这个问题在瓷娃娃及其他认为自己不完美的人身上比较容易出现，甚至在我工作中遇到的身体原本健康，可是担心自己过于肥胖、矮小等而产生自卑心理而向我咨询的个案，也往往怕人笑话，很少出门，甚至影响工作。

因为自身缺陷而产生自卑心理的问题能克服吗？

通过以上的案例分析，罕见病病友、残障人，以及认为自己有缺点的人，往往拿自己的缺点代表自己，以偏概全。其实一个人被看到的只是他的一部分。在这个世界上，每个人都是独一无二的，都是丰富多元的。也都不是完美的，有着或高或矮、或胖或瘦的身材，有着外向或内向的性格。

首先我们要接纳不完美的自己，爱自己，用梦想努力让自己成长为一个更丰富的生命：我很丑，我很可爱；我很矮，我很有能力；我胳膊畸形弯曲，我心底正直善良……

如此，在慢慢成长的时候，心理的能量也将逐渐强大。

我们拉钩。到那时，我们一起穿短袖衫，上街！

咨询师手记

如果我们可以直面我们的烦恼，自自然然和它相处，慢慢就不会太介意它的存在，当和烦恼共处一段时间以后，烦恼似乎不会再影响到我们，因为我们已然感受到烦恼背后的原因，并开始处理那些真正引起我们烦恼的事情。

琳琳的烦恼是因为胳膊弯曲怕被人笑话，这个烦恼背后的原因，一方面来自强烈的自卑感，为什么只有"我"这样，我太不幸了；另一方面来自于内心的呼喊，我不想"与众不同"，这两种声音交叠不断出现在她头脑里，却没有人给她答案，让琳琳不知所从。更多时候她只能自己和自己对话，让思想进入到一种痛苦的无限循环当中。

　　我们确实很难阻止他人如何看待我们，而我们也真的很不容易看清自己。记得我上小学的时候，班上有一个女生头上布满了白色的虱子，有些男同学会在课间跑过去揪那个女生的小辫，而其他女生则远远地站着看。现在才意识到那个女生是因为某种疾病导致的免疫力低下。那个女生非常瘦，脸上总带着逆来顺受的表情，无助的眼神我现在还记得很清楚。我曾想过帮她，但走近她又让我觉得有点害怕，后来那个女生不上学了，也再没有见过她，我也曾为我没有帮到她难过了好久。

现在我们总说想做个"与众不同"的人，可真的"与众不同"往往伴随的是不被理解、孤单、被孤立，甚至被欺负，特别是因为身体的原因导致的"与众不同"，会让当事人更加痛恨这个不同。

如何从被动的与众不同中走出来成为真正的与众不同呢？可能要突破身体的局限，更加充分地认识自己，清楚自己想要什么、实现什么，我把这定义为——梦想。

只有当我们坚定了自己内心的梦想，并且特别想要去实现它的时候，那些外在的烦恼、他人的眼光就变得无足轻重了，因为你已经拥有了强烈的信念，这份信念的来源是你自己的价值观和使命感。

勇气鸭鸭
——为孩子的恐惧找个出口

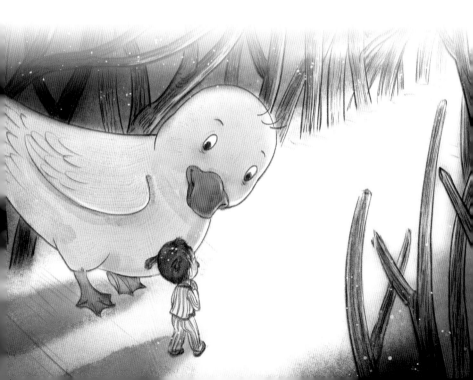

我叫艳艳，我马上就要上手术台了。我身体不由自主地缩成一团，胳膊、腿都在发抖。上下咬着牙齿，牙齿都要被我咬坏了，我想停下来，可是嘴巴不听我使唤。

　　爸爸妈妈辛苦打工攒钱，让我来做手术，说以后我就能走路了。为了这个想法，我也得做手术。可是我才八岁，就要做大腿的手术，爸爸说是往腿里穿钉子。从昨天晚上开始我就睡不着，钉子是怎么穿进去的？会不会疼？我还能活着回来看到爸爸妈妈吗？我脑子里尽是这些念头。爸爸妈妈劝我，他们说小孩子不用想那么多，不让我那么害怕。

他们说不让我害怕就不害怕吗？他们怎么能知道手术疼不疼呢，他们又没有手术过。他们越劝我，我越害怕。而现在，听到护士通知我——就要进手术室了！我脑子一片空白，只想缩到墙里去，我不要看到，我独自一个人被推到手术室……我想喊出来，我想哭出来，可是我的嘴不听使唤，我也流不出泪。

妈妈匆匆跑出去，带着瑞红姐姐来我床边。她走近我，轻轻摸着我的手臂，她的手暖暖的。她说："艳艳，你的胳膊在发抖。我感受到了你的害怕，感受到你身体绷得紧紧的，你不知道怎么才能让自己不发抖。"瑞红姐姐说的这是我现在的样子，我开始听她说话。

艳艳，大多数人做手术之前都特别害怕。害怕打麻药、害怕手术疼痛，害怕进重症监护室看不到爸爸妈妈……

我看了瑞红姐姐一眼，我觉得她说的就是我心里想的。她看到了我的眼睛，接着说：把你推进手术室，麻醉师会给你打麻药，之后你会睡着。医生会在你睡着的时间为你做手术，那时你感觉不到疼。医生就是这样，把一根钉子放在你大腿骨头里，把腿上的这只小拱桥弄得直起来，就像在你腿里拄了一根小拐杖，让腿变得更结实。等你恢复好了，钉子会支撑你的腿，你大概会慢慢练习走路。

瑞红姐姐给我看一张图片，上面是一个小女孩，她的大腿骨头里画了细细的线。这下我就明白，钉子是穿到大腿哪里去了。很奇怪，我的胳膊和腿不怎么抖了。

瑞红姐姐看到我对她说的话感兴趣，就接着说：医生穿完钉子，会帮你缝好伤口，再为你穿上石膏裤。石膏裤会慢慢变硬，保护你手术的腿。这个时候你应该会醒过来，会被送到监护室，让那里的护士姐姐照顾你。等你度过 6 个小时后，护士会把你再送回你的 26 号床。那时你就可以喝水、吃容易消化的饭了……

在这个过程中，有一个细节你要注意。你进手术室的时候，爸爸妈妈不能跟着你一起进去。因为那是一个无菌的环境，不允许医疗团队之外的人进去，怕感染。

爸爸妈妈不能陪我进手术室，我刚刚好一点的心情，现在又变得紧张起来。

瑞红姐姐好像看透了我的心思，她说：虽然爸爸妈妈不能进手术室，但是他们会在手术室外等候着你，看着大屏幕上你手术的进展。一旦你有什么情况，手术室里的护士会第一时间跟你爸爸妈妈说。等手术完你被推出手术室睁开眼睛的那一刻，你就会看到爸爸妈妈在门口等你。

我的心又踏实了下来。

艳艳，不仅爸爸妈妈等你，还有一个小伙伴在等你哦。

瑞红姐姐一边说，一边把一条黄色的、柔软的小毛巾，像变戏法一样，就做成了一只小鸭子。瑞红姐姐说：这个小伙伴叫勇气鸭鸭，她会一直陪伴你，给你勇气，即使你上手术台了，她也会在你的 26 号床等你回来。等你回来时，把你的害怕、你的担心都告诉她。鸭鸭会是你的好友……

我接过瑞红姐姐手里的勇气鸭鸭，用手抚摸着，毛茸茸的，软软的，还有一点暖，我心里踏实了好多。我觉得勇气鸭鸭，会听懂我的话，会陪伴我。

勇气鸭鸭好像也在看着我，为我加油！瑞红姐姐也欣慰地看着我微笑。

这时护士来给我打术前的镇定针，现在我的心情平稳多了。我感觉瑞红姐姐理解我，还有我的勇气鸭鸭也会有陪伴我。我轻轻掀开被子，一边抓着瑞红姐姐的手，一边搂着我的勇气鸭鸭。连大人都会感受到很痛的镇定针顺利打完，我和勇气鸭鸭告别，被护士推进手术室手术。

等我做完手术，度过监护室里的 6 个小时，回到
26 号床。果然，我的勇气鸭鸭在床上等我，我告诉了
她好多好多我的故事。还在病房里交到几个好朋友，
他们是和我年龄差不多大的小病友，他们还把手机号
写在了纸条上。我把纸条塞进了勇气鸭鸭的肚子里，
她会帮我守着秘密，倾听我的故事，陪伴着我。

瑞红姐姐来看望我，我也把小纸条的秘密告诉了
瑞红姐姐，我们俩相视一笑。

而妈妈拉着瑞红姐姐的手说：那天真是多亏你了！

瑞红姐姐知心话

人往往面对未知的事最感到恐惧。八岁的艳艳即
将面临大手术，她不清楚过程是什么样子的，她会有
各种各样的猜想，越想越害怕。但由于年龄太小，不
太会把这种害怕透彻地说出来，只好憋在心里。严重
的会出现应激障碍，不能顺利配合手术，过后也可能

会有心理创伤。

家长可以通过游戏道具，或者是孩子能听懂的语言，找到一个可以让孩子倾诉情绪的出口，例如案例里的勇气鸭鸭。通过大人或玩偶等角色，告诉孩子究竟要发生什么，甚至和孩子讨论他的情绪和顾虑。把未知变成已知，减缓他对未知事情的恐惧，一步一步打开情感发泄的出口。这个过程，就像爸爸妈妈牵着孩子，走过黑夜里的森林，有他最信赖的人陪伴，将会减少恐惧感。

咨询师手记

咨询师瑞红姐姐对艳艳使用的技术是来自于欧美国家的"儿童医疗游戏"疗法，这种方法主要是针对住院儿童开展的一种专业医疗游戏辅导，目的是消除儿童的医疗恐惧，提升儿童在就诊过程中的依从性。

这种技术主要聚焦在儿童面对医疗过程中的焦虑恐慌情绪，结合实际的就医场景，用合适的游戏道具和专业医疗辅导游戏来减轻儿童的心理压力和恐惧。

根据相关研究数据显示，80%的住院儿童会出现消极行为，54%的儿童在出院2周后还会持续出现一些心理问题，包括沮丧、不安、焦虑的消极情绪随之而来，严重的还会产生失眠、噩梦、恐惧、进食退化等心理问题。

而医疗游戏把医疗和游戏有机结合在一起，不仅能为孩子与医生之间提供交流和融合的机会，还能激发出孩子身上的活力，而且医疗游戏对于特殊群体儿童的发展和心理建设也是非常重要的，希望可以继续深入探索下去。

你是母亲，你为孩子做的
所有选择都是最好的

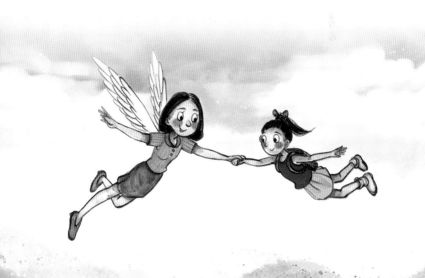

我是婷婷的妈妈，和爱人一起带婷婷来做手术。

平时，孩子爸爸出去打工挣钱养家，我在家寸步不离地照顾婷婷。婷婷今年十一岁，上五年级。她除了身体不太好之外，其他都特别让我欣慰。她很爱学习，成绩优异，还喜欢唱歌画画，活泼开朗。

没想到孩子最近说腿疼，每天我背着她上教学楼她就会更疼，背到教室坐下来的时候，孩子总是浑身冷汗。孩子的腿一定是出了问题，我赶紧让他爸爸回来，一起陪孩子来检查，来做手术。

我本来是盼着给孩子做手术，让孩子赶紧解除痛苦，恢复好就能安心去上学。可是一旦面临孩子真的要手术，我又特别害怕。做手术的部位是大腿，每次大腿手术孩子都很遭罪。这几天晚上我都睡不着，一想就会哭，我也不敢在孩子面前哭，要么躲到厕所里，要么躲到走廊里，偷偷抹泪。太阳语的志愿者看到我的情况，让我来找瑞红姐姐聊聊。

我坐在瑞红姐姐旁边的椅子上，不知不觉身体就缩了进去，腿也有些抖。瑞红姐关切地看着我。我还没等她开口，泪水不争气地流出来。我一边擦眼泪一边说："明天孩子又要做第三次大手术了，孩子腿里钉子短了，骨头逐渐变弯，随时都有可能骨折。而且孩子现在腿都开始疼，没有办法在我背着的情况下上学。

"她已经五年级了，如果不处理，她的腿会一直疼下去。我不想让她因为腿疼耽误六年级的课程。孩子学习很好，我愿意抱着孩子、背着孩子坚持。

"可是孩子毕竟还没骨折，就要生生地让孩子手术、让孩子受苦。我这当妈的选择给孩子手术，我又不能替孩子疼，净是看着孩子遭罪。我是不是太狠心了？"

终于把忍受了几天的想法说了出来，我再也憋不住大哭起来。整个身体都没有一丝力气，我感觉所有的问题，都是自己造成的，我如果不和孩子做这决定就好了。

我的手冰凉冰凉的，瑞红姐姐握住我的手，好像在给我力量。我就这样哭着，把瑞红姐姐递上来的纸巾哭湿了一张又一张。等我终于不再哭的时候，瑞红姐姐说："婷婷妈妈，我感受到你为孩子手术这么担心，让你这么辛苦。如果是我面对孩子的手术，也会是特别特别紧张，毕竟每次手术都是大事，过程中会担心每一个细节，生怕有什么闪失，生怕孩子有危险。"

我抬起头，我心里想的和瑞红姐姐说的这些一样。

接着听瑞红姐姐说："听你说孩子已经做过三次大手术，你是怎么陪伴孩子过来的？"

我开始想起，婷婷从出生起经历了数不清的骨折，听着孩子撕心裂肺的哭，又没有治疗的办法，那些日子我甚至都想带着孩子从五楼跳下去算了，孩子大人就不用再遭罪了。直到找到天津任秀智医生，开始治疗，看到希望。有一次手术，不知道孩子怎么回事，一直发烧，我当时给吓坏了。不过有惊无险，恢复了几天就好了。

瑞红姐姐说："你陪孩子这一路走过来真不容易。但我却分明看到一个特别了不起的妈妈，那么多困难你和孩子都坚持了过来。我能想到，你瘦瘦的身体是怎样年复一年抱着、背着孩子爬楼梯上学，那股做母亲的勇敢和力量我都能感受到。"这样一回顾还真是，那么难都走过来了。我都不知道每一次都是哪儿来的勇气。

"这一次来看病医生是怎么说的？"瑞红姐姐问。

这一次医生说要么现在就做手术，要么一年以后。

现在做的话，孩子毕竟没骨折，就得把骨头截断，然后手术。明年再做的话，明年就过了孩子生长最快的青春期，医生说用钉子之后，可以长期保持在体内。

究竟是现在做还是明年做，医生让我们作决定时，我可揪心了。孩子现在本来没骨折，要是再截断，可就是活活让孩子受疼。可是现在不做的话，孩子随时可能会面临骨折，我每天就会感觉身上揣了不定时炸弹，每天都害怕，都提心吊胆。最关键的是，孩子每天都会疼，我背着她上学的话，每走一步她就会疼。那样的话，她今年就不能上学了。孩子学习真的特别好，她想上学。明年孩子就六年级了，我也担心拖到明年的话，影响孩子的学习。孩子学习那么好。

我一直下不了决心选择什么。可是医生得让我们赶紧拿主意。我们全家商量了，还是决定孩子现在就手术。孩子忍现在的疼，最起码暑假过后就能上学。

我啥道理都知道，可是一想起孩子要做手术、受大罪，我还是害怕，怕得想找个地方躲起来。说完，我的泪又差点忍不住了。

瑞红姐姐说："是啊，这个选择太难了。关于孩子的治疗，所有的方案你肯定都考虑过。"

是啊，思前想后，还是觉得长痛不如短痛。

"作为孩子的母亲，你做的所有的选择，都是对孩子最好的选择，因为你是世界上最爱孩子的那个人。"瑞红姐姐坚定地看着我说。

听到这句话，我心里突然觉得有什么沉重的东西从身上卸了下来，轻松了许多。瑞红姐姐说得对，作为母亲，我思前想后，是尽了我最大的努力来为孩子治疗的，也通过一次次争取，为孩子争取到上学的机会……我这个当妈妈的是尽了自己最大努力的，也是尽我所能做的最适合孩子的选择。瑞红姐姐这么说，我觉得我被她理解，也被她鼓励。

我说："瑞红姐姐，我也是这么想的。本来孩子的腿恢复很好，我都可以牵着她的手上楼梯去班里上学了。可是现在钉子短了，得手术。她小时候腿太细弱，医生没办法上可延长的钉子，要是能上，现在也不用手术了。可这由不得我们，那时孩子的腿没办法承受。经过这几年康复锻炼、药物治疗，孩子恢复多好，在室内就能走路了。这次虽然再受一次苦，但经过一个暑假的康复，孩子肯定能再站起来。甚至将来能独自走路。这么一想，和孩子一起受点苦也值。"

原来这个过程不是取决于我怎么想，而是要面对现实。这是孩子的腿发育的问题。想到这里，我觉得不再那么不安。

"婷婷妈妈，在见你之前，我与婷婷交流过，她对于这次手术特别期待。而且你和爸爸确定手术前，也与她商量过。因为不做手术，每天都会感受到隐隐的痛，而且你抱着她上楼梯，每次都疼得特别厉害。她说通过手术，医生说可以去除这些症状，是她所期盼的。以前已经经历过那么多次骨折、手术，对于这次手术，她心里明白。而且她说，如果不做手术，每天都提心吊胆的生怕骨折，如果真骨折了，从云南赶来一路肯定更受罪。况且手术后的疼与纯粹骨折没得到治疗所承受的颠簸要好得多。她希望手术。她说谢谢你和爸爸带她来手术。"

这一次，我是一边擦泪一边笑，我姑娘真是懂我。我就是这么想的。她也不怪我，真好。我浑身又有了力气，和瑞红姐姐告别回病房，去为女儿做术前准备。

瑞红姐姐知心话

有时候，看似妈妈们来咨询我，好像很多答案和法宝在我手里，信手拈来，她们将会从我这里得到解答和支持。妈妈们看似那么慌张不安，那么焦虑难耐，似乎需要有力的支撑。

事实的真相往往不是这样，答案不在我手里，我也没有那么神通广大、包治百病，让咨询的人神清气爽，信心百倍。其实答案在妈妈的心里。"为母则刚"，我访谈过很多瓷娃娃母亲，在她们饱受劳作显得疲惫的身影中，却鲜明地表现出这份做母亲的倔强和坚韧。我只不过用最认真的心和妈妈们在一起，用心聆听，用心陪伴，认可从妈妈骨子里就有的那份坚毅和爱。

结果就是，妈妈们把所受的压力和委屈逐渐放下，带着那份坚毅和爱，继续走下去。

不单单是妈妈们，包括所有走近我、向我咨询的朋友。答案不在我手里，而在你手里，你只需要看到自己内心深处的那份坚毅和爱，你再迈步便拥有了勇气和力量。

咨询师手记

有一种爱叫做"舐犊情深"，说的是母牛舔刚出生的小牛，表现出对它的爱护，也用来比喻父母对子女的疼爱。婷婷妈妈对孩子的爱让我想到了这个成语，父母对孩子的爱是来自血缘关系的天然爱，不加掩饰毫无保留，哪怕孩子受一点点委屈，做父母的都恨不得代她受"过"，更何况还是婷婷这样的大型手术。

在这个个案里，我们看到一家三口对于婷婷是不是手术已经开过了家庭会议，女儿在心理上已经做好了接受手术的准备，甚至还有一丝丝期待，因为手术结束她就可以继续去上学了，而且因为以前也接受过类似手术，心里不是太害怕。

妈妈因为太心疼女儿要无端挨这一刀产生了纠结、矛盾的痛苦心情，在咨询师面前崩溃大哭。而这痛苦的背后也让我深深地感受到了婷婷妈妈强烈的自责心理，责怪自己作为妈妈没有生养一个身体健康的女儿，特别是女儿学习还很好也很优秀，更让妈妈觉得是自己的错才让这么好的女儿一再受罪。

心理学上有一种现象叫做"融合共生"状态，意思是虽然我们各有各的身体，但是我们的心在一起，你中有我，我中有你，我们是作为共同体存在在一起的，"我"觉得"你"痛，"你"就痛，你的微笑和坚强会令我更加无措。在共同面对挫折时，妈妈的自责淹没了理智，她会"为了你，我宁愿牺牲我自己，因为这才是爱"。

假若妈妈能从这"悲壮"的状态中走出来，其实她就可以看到，她坚定、独立的女儿已经为自己做了最恰当的选择。在健康独立的家庭中，成员间有时是背靠背的关系，各自独立面对前路，但在遭遇人生困境时又能相互提供支持、力量和温暖。

世上最美好的爱就是母爱，如果说命运和我们开了一个大玩笑，那我们就学习笑着回过去。再也没有什么比妈妈对女儿的信任，以及对未来充满希望的态度更能让女儿稳定前行的了。

因为母爱是世界上最能代表爱的节奏，正如《阿甘正传》里母亲对阿甘说的话："我相信你也把握了自己的命运，你要自己去弄清楚。人生就像一盒巧克力，你无法预知吃到什么口味。"请相信自己、相信孩子，然后欣然地打开生活这个巧克力盒子吧。

我变成了一头快乐的小马驹
——给孩子一些自由

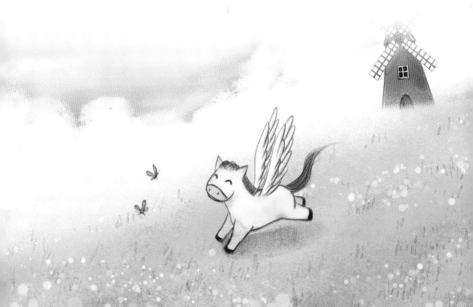

我叫天雨，今年 13 岁，来自大连。

两年前妈妈最头疼我了，说我是"混世魔王"。我在家里排行老二，有一个哥哥，还有一个弟弟。爸爸在外工作，妈妈和奶奶照顾我们三个孩子。哥哥和弟弟都在上学，只有我自己在家里。如果妈妈出去买东西了，那么家里就只有我和奶奶。

我也不知道为什么，总是惹妈妈和奶奶生气。尽管哥哥很高大，我总想和他找碴儿。弟弟比我小，却也总是谦让着我。尽管这样，我却每天都过得不开心。全家总是听到我在吼叫，奶奶本来身体就不好，总是被我气得吃药。

这一次妈妈带我来医院治疗的时候，碰巧遇到太阳语的小课堂教病友做手工。妈妈就把我放在凳子上，让我和别的小病友一起听课。

老师让我们做一个动物头罩，代表自己，戴在头上。我觉得我就是一只愤怒的小鸟，每天都撞得头破血流，还要撞，还要生气。于是我做了一只红色的愤怒小鸟，戴在头上。妈妈看了笑着说：愤怒的小鸟挺像你的。可我觉得一点都不好玩。

太阳语的瑞红姐姐走到我面前，她和我聊起来。她说：我看到你做了愤怒的小鸟，但是你好像不太高兴。是你做的小鸟，不像你喜欢的样子吗？

我说：我觉得我做的愤怒小鸟比较像，只是我不喜欢所有愤怒的小鸟，但它又非常像我，因为我也总是爱生气。只能用愤怒的小鸟代表我，我就不能用我喜欢的动物代表我了。

瑞红姐姐问：如果我们重新玩一个游戏，做一个你喜欢的动物代表你。那你喜欢用什么动物代表你？

我想了一会儿说：我想用一只小野马代表我。小野马跑起来很快，也很高兴。这只是我想的，因为我平时总是不高兴，总是生气。我不能像小野马那样跑起来。

瑞红姐姐问：你平时不能像小野马那样跑起来，那你平时是怎么生活的呢？

平时，我是跟妈妈和奶奶一起生活的。我不能走路，妈妈说我是瓷娃娃，因为我总是爱骨折，妈妈不敢让我学走路，妈妈就让我在床上不下来。我穿衣、吃饭、洗脸、上卫生间，都需要妈妈和奶奶来照顾。如果没有听到我喊想上厕所，她们就不会来到我身边带我去。我总是很生气，不能及时尿尿，憋死我了。我很羡慕哥哥和弟弟都能走路，也都能去上学。

瑞红姐姐看着我，我觉得我很委屈。她拍拍我的肩，我感觉她比妈妈懂我。她又问：你喜欢什么样的生活？

那样的生活会让你高兴吗？

我也不知道我喜欢什么样的生活，只是如果过我喜欢的生活，我应该会高兴。

我想想……我喜欢的生活里，我能自己吃饭、穿衣、上卫生间，能自己洗脸。我现在只能在床上，什么都干不了。连比我小的弟弟都不如。

瑞红姐姐说：我从你说的话里感受到，你不喜欢现在的生活，因为你只能在床上，自己想干什么却干不了，只能等别人帮助，所以你不高兴。你希望的生活是，像小野马那样，你能自由的，想自己照顾自己，而不等着别人帮忙。

终于有人能听明白我的意思，就是瑞红姐姐说的，而妈妈总是担心我摔倒、磕碰的。那我怎么能变成小野马呢？我问。

瑞红姐姐说：你想要的生活，大概医生叔叔以后能帮你实现，但要实现那个愿望得好几年，而且需要你的锻炼。如果你希望快一点实现的话，你可以坐在一个有车轮的椅子上，就像我这样的——这个椅子叫轮椅。

我看到瑞红姐姐一直是坐在红色的轮椅上的，她说着，还用双手转动了一下轮子，轮椅就往前轻松走了。

"我可以摇着轮椅在屋子里活动，我可以自己穿衣，自己到饭桌前和一家人围坐在饭桌旁一起吃饭……"

还没有等瑞红姐姐说完，我就说：我想要带着轮子的椅子，我想自己摇着轮椅去倒水，想什么时候喝就什么时候喝！我想自己去厕所尿尿，想什么时候去就什么时候去！我还能自己去拿玩具！我好像已经坐在了轮椅上。

我赶紧问妈妈：我可以有一辆轮椅吗？

妈妈笑眯眯地说我可以有一辆轮椅。妈妈问瑞红姐姐：我怎么给孩子买轮椅？什么样的轮椅才能适合他？

瑞红姐姐说，明天她让轮椅适配师帮我适配。先让我在病房里试用，如果合适的话，会帮我快递一个到家里去。

　　太阳语的哥哥真的帮我适配了一个绿色的轮椅！哥哥教给我怎么上下轮椅、怎么使用轮椅拐弯、怎么小心不撞到墙上也不撞到人。哥哥说我现在可以自己走了。我坐上去，不需要怎么用力，就把轮椅滑动了。我摇着轮椅去了小辉的病房找小辉玩，还去了娜娜病房里和娜娜聊天。我不让妈妈帮助，妈妈还是不放心，她远远地看着我。摇着轮椅我第一次去了卫生间，上了马桶，我真的可以自己尿尿。我还当上了太阳语的小组长——管理图书，还在病房里给小病友们送牛奶。我真是好开心啊！我有三天时间没有怎么发火了。

　　妈妈笑着说：我现在真的像一只快乐的小马驹了。

　　时间真快，两年过去，我已经能离开轮椅自己站起来摇摇摆摆地走路了。我喜欢离开妈妈的视线扶着墙壁走路的感觉；在学校，所有人都走开了，我喜欢偷偷扶着扶手咬着牙上楼梯的感觉。

瑞红姐姐知心话

天雨从一只愤怒的小鸟到快乐的小马驹，他的转变是从有一辆轮椅开始的。通过手工课程，我们看到了天雨的愤怒情绪，他也得到了发泄的机会。他不会用语言去表达，通常会用发脾气的方式来告诉家长：我很愤怒。而家长没有明白也或者忽略了他的心声。因此，我们要善于倾听孩子内心的需求。

当一个孩子长期被限制，失去自由，失去自我掌控的能力，会出现无力感，相比于其他人的自由，会产生愤怒的情绪。因此我们要创造机会，让孩子多一些自由感，多一些自我决策的机会，多一些自我照顾、自我独立的机会。

这个过程，"相信"很重要。要相信一颗种子，积聚着巨大的能量能长成大树，相信孩子可以安好做到他想要的那份自由。我们要做的就是搬开那些阻碍种子成长的石头就好。

咨询师手记

存在主义大师欧文·亚隆用"真诚"和"共情"这样的概念确定咨询师和来访者的关系，在天雨的案例里，我们很容易看到咨询师瑞红姐姐对天雨、对天雨妈妈的共情和最大化的情感支持，正是这种实实在在的支持和专业技术让这个家庭走出了相处的困惑。

这个家庭中似乎存在着一种"小心翼翼"，所有人都在小心翼翼地照顾着天雨的情绪，好像有种潜意识"这个家里只有他得了这种病，他是很可怜的，所以要倾尽所有给他最好的，只要他安稳地待在那里不动，不要再骨折就好"。而天雨好像也在尽他所能争取自己自由，所以当天雨有了自己的轮椅、可以摇摇摆摆地站起来时，他会冒着摔倒骨折的危险向前走。

人类的集体对黑暗、死亡、未知是怀有恐惧心理的，所以人类群居而生，当一个人落单的时候会感到孤独。所以才会在生活中寻找意义，向往自由，为自己的生活承担责任。

自由是一个特别的价值体系，浅层的自由是指这个人的身体的自由，深层的自由是灵魂的自由，从自我束缚里解放自己的自由。而这种自由和责任是密切相连的，只有对自己的行为负责、对自己想做但是还没做到的事情负责，才能真的体会到自由。

当下有一个网络用语"放飞自我"很流行，天雨在意识层面做了这件事，通过放飞自我达到自由；另一个是潜意识层面，天雨内心的孤独感是比较强的，只有通过与他人建立联系来缓解这种孤独感，于是他很积极地参与到团体当中。

如果天雨的家人能够意识到天雨的所思所想，或者经由咨询师的引导而明了这一点，我相信在解决和天雨的沟通问题或人身安全问题等方面就知道该怎么去做了。

假如时间可以重来——
我忽略的东西和身体一样重要

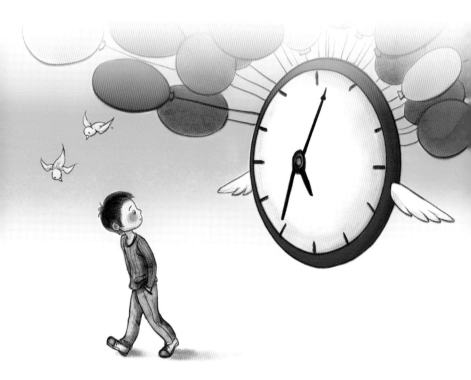

我叫于辉，今年 20 岁。这次来做手术，不出意外的话，应该是我有计划的手术当中的最后一次。这次手术是需要我带钢圈矫正腿半年时间。

　　当我再次躺在病床上有足够的时间用来思考时，却陷入了深深的迷茫和恐慌中。我接下来要干什么？

　　上小学四年级时，我的病得到了确诊。从那时起，妈妈和我商量，不再让我去上学。我也满怀希望地开始了治疗的计划。每当我治疗疼痛时，我都用手机游戏打发时间。而现在这个治疗计划即将完成，我和妈妈满以为治疗之后，会有更多机会给我。没有想到，到头来只是意味着身体好了些，却并不意味着有那么多机会主动等待我。20 岁，小学未毕业，没有一技之长，我该怎么办？

上学吗？只能从小学开始。20 岁的我已经回不到童年，也不好意思和那么小的孩子们在一起学习。

工作吗？没有一技之长，具体做什么？体力劳动，我的身体无法承受；脑力劳动，没有那么多文化知识和技能。即便我现在去学一技之长，小学都没毕业，我不一定能听懂。就这样，在病床上，我日思夜想，痛苦不堪。妈妈看我这个样子，请来了太阳语的瑞红姐姐，和我交流。

瑞红姐姐坐在我床边，很用心地听了我的经历、我内心里的苦恼。她说：

于辉，你现在这样的苦恼，对于你来说未必是坏事。

未必是坏事？难不成苦恼还是好事吗？我感到好奇，第一次听人这么说。

瑞红姐姐说：于辉，你如果苦恼，就证明着你已经成长，已经开始了思考，开始希望对自己的人生负责。这总比走一步说一步、得过且过地混日子要好得多吧？

　　听到瑞红姐姐这么说，我特别认同。我也感觉，我一夜之间长大了，需要为自己负责了。爸爸妈妈会越来越老，这么多年，他们陪我千辛万苦地走过来，就是希望我有一天能够生活自立，能够为自己负责。

　　瑞红姐姐说：你这样思考，印证了你的成长。我从你的叙述当中已经感受到，你对过去没能够在治疗的同时进行学习而感到很遗憾，甚至后悔。

　　我低下头，一想起过去的经历，我就后悔，假如时间可以重来，我绝不允许自己这样，我要在治疗的同时，还要上学。不管有多难，我都会坚持的。

　　"世界上没有如果，假如你停留在后悔和纠结的层面，对你有什么用呢？"

　　"思考除了能让我更明白、更清楚我的处境之外，好像没有太多的进展。那我该怎么办呢？"我问瑞红姐姐。

"思考清楚了，就该行动了。"瑞红姐姐说。

"可是我不知道从哪下手啊？"我有点着急。

瑞红姐姐说："那咱们开始分析一下吧，先从你的兴趣爱好说吧。有了兴趣，等于成功了一半。你的兴趣爱好有什么呢？"

我挠了挠头，真没想明白我爱好什么。我经常打游戏，其实我并不喜欢游戏。游戏只能给人短暂的爽快，游戏结束不会给我真正带来什么。除此之外，不知道把时间花在哪里去了。不知道我爱好什么……

对了，我想起来了，我是一个吃货。我经常研究一些食谱，经常会对一些食材的功效和营养去搜索。我知道很多食材怎么搭配会更有营养，以至于妈妈做饭的时候都会咨询我；我内心里也喜欢做饭，如果有机会让我进入厨房，能够亲手为别人做饭，也是很高兴的事儿。

"看来吃货也有吃货的好处呀，你将来可以成为营养师或者厨师吗？"瑞红姐姐问我。

"如果既是一个营养师，又是一个厨师，那该多好啊。不单单是按照食谱来做饭。而且会根据食材有很多创意。让吃我做的饭菜的人都健健康康的，那该多好啊。"说着说着，我仿佛已经成了营养师和厨师，眼前摆着我亲手做的、飘香的饭菜。

瑞红姐姐说："你沉浸在自己是一个营养师和厨师的美好的畅想里了，什么感受？"

"开心。"我脱口而出。

"那你怎么实现呢？"瑞红姐姐追问。

瑞红姐姐这么一问，我头又低下来，仿佛眼前光亮的屋子暗了下来。如果我做厨师的话，我才1米4的个头，在厨房做饭，我坐着够不着厨具，够不着橱柜台啊。如果我站着应该可以够得着，可是那样的话，我的体力估计顶不住。我开始不安起来，吃货当厨师也不现实啊。

瑞红姐姐笑笑说："你还不知道吧，你可以自己设计无障碍厨房。你可以坐在轮椅上，或者一个有万向轮的椅子上，那些吊柜里的东西，都可以通过液压杆降下来，你随手可以够得着那些食材和炊具。"

瑞红姐姐这么一说，原来困难的事，不成为困难了。可是如果我要成为一个好的营养师和厨师的话，我得需要有更多的知识储备，能看得明白、听得懂课程。能把博大精深的文化融进去。我又接着开始担心，"我小学都没毕业，不一定听得懂啊。"我又担心地说。

瑞红姐姐说："临渊羡鱼不如退而结网，你是不是现在可以开始学习计划？"

"你这次治疗周期是多长？康复期是多长？"

我说："带钢圈延长腿部，大概需要半年时间。

然后再来做一次手术，还需要半年时间的恢复。估计还得一年时间锻炼，才能够真正站立。"

"这一次，你可以一边儿治疗康复，一边自学吗？"瑞红姐姐问我。

"这一次肯定要一边治疗康复，一边学习。我再也不能耽误自己了。"我认真地说。

"我先从文化课开始，我打算用两年时间补完从小学到初中的课程"，我慎重地说，"等我能够站立身体好一些的时候，也就 22 岁了，那时我就可以走出家门，去参加营养师和厨师的职业培训了。"

我一边和瑞红姐姐说，一边有点小兴奋，我终于有了目标和方向。

瑞红姐姐说："我也为你高兴。咱俩谈话结束之后，我会帮你对接给梦想学院的同事，她会和你详细交流。你如果开启自学计划，是不是先有老师在网上给你一些支持，是不是还需要有一些教材，这些你都好好思考一下，可以跟我同事具体说。等你下一次来复查的时候，告诉我你学习的进展。"

我情不自禁地说："好！"

瑞红姐姐说："你的经历在瓷娃娃病友当中很典型。现在还是有一些家长没有让孩子开始学习计划，总是希望等孩子治好了病，才上学。"

"那最后的结果不是跟我一样吗？将来孩子会非常非常艰难的，孩子会被耽误的。如果从小能够一边开始治疗一边能够学习，那就更好了。"

"那你可不可以把你的经历写下来，告诉更多的病友和爸爸妈妈们，能够在治疗的同时，同时关注到孩子的教育。"瑞红姐姐说。

"我可以写下来，我觉得还得提醒家长关注孩子的心理。身体健康、心理健康、接受教育都同等重要。"我说。

为了让更多的弟弟妹妹不重复我的老路，上面就是我写出来我的经历，还有和瑞红姐姐在一起交流的内容。我最想给病友和家长说的话是：

如果时间可以重来，如果我可以自己选择，我一定一边读书，一边治疗。我和爸爸妈妈以前忽略的东西，其实和身体一样重要。如一棵草，该抽枝发芽，该开花结果，需要遵循着那个过程。

从内心深处想，或许是妈妈当初和我一样，不能接受一个没有治疗好的我。瓷娃娃目前是不可治愈的，我们需要带着疾病生活。现在看，我就是我，无论治疗成什么样子，我原本的自己未曾改变。我应该从一开始就接受自己，和同龄人一起成长。那样的话，我可以学会社交，拥有一群"死党"，可以开心地交流，不至于让自己沉溺在网络游戏里虚度年华。

瑞红姐姐说，世界上没有如果。

从现在开始，我要行动。

瑞红姐姐知心话

从现在开始，我要行动。所有的想入非非都莫若行动来得有价值。

当然，这时的行动也不及小时候能均衡成长。这篇文章更多的是写给孩子还尚年幼的爸爸妈妈。与其让孩子长大面对因为注重身体健康而忽略均衡成长带来的烦恼，不如在孩子还年幼的时候，接纳这个终生要友好相处的疾病。一边关注身体健康，一边让他与同龄人一起在大的环境中共同成长，体验那份融入班集体的友爱和美好，哪怕有争吵和分歧，也是一份真实的体验。

丰富多彩的人生不单单是用健康书写的，是由人生的阅历和知识借由身体一起来成就。而且这份成就无论你是身手敏捷还是双手摇动轮椅。互联网等科技发展打破时空局限，给予有身体障碍的伙伴以隐形的翅膀，身体层面的局限已经很小。

还记得我们的家园（OVCI）驻中国首席康复师杜

乐梅老师说："从 A 地到 B 地，开车可以到达，走路可以到达，摇轮椅也一样可以到达。到达就好，无关乎身体。"

咨询师手记

从这个个案中，我们清晰地看到一个鲜活的生命从萎靡不振的状态逐渐找到生命的希望，然后坚定信念的过程。有一句话叫做"浴火重生"，于辉正是在心理咨询师的协助下完成了这个艰难又有意义的蜕变。

同时我们也看到于辉的后悔，在小学 4 年级的时候因为生病而辍学，导致成年后面临一系列现实问题时不知所措和茫然。

其实不光于辉会面临这样的困境，而是几乎所有人都经历过这样或那样让自己后悔的事，自古文人墨客也经常用诗句的形式来感叹时光飞逝而产生的落寞心情，比如南唐李煜的词《相见欢》"林花谢了春红，太匆匆，无奈朝来寒雨晚来风。胭脂泪，相留醉，几时重？自是人生长恨水长东。"说的是树林间的红花已经凋谢，花开花落，才有几时，实在是去得太匆忙了，也是无可奈何啊，花儿怎么能经得起那凄风寒雨昼夜摧残呢？

飘落遍地的红花，被雨水淋过，像是美人双颊上的胭脂在和着泪水流淌。花儿和怜花人相互留恋，如醉如痴，什么时候才能再重逢呢？人生从来就是令人怨恨的事情太多，就像那东逝的江水，不休不止，永无尽头。

那么心理学是怎么定义后悔的呢？后悔情绪又是怎么产生的呢？是因为我们总是会做出一些决策行为，当结果不尽人意时，就会将真实结果和更好的假设结果进行对比，在评价的基础上产生负性情感体验，对不如意的真实结果进行内部归因，进而产生改变现实结果的动机或行为——后悔。

后悔代表着对不幸事件的自责，如果经常沉浸在后悔之中，不仅会降低生活满意度，还会削弱这个人对消极事件的应对能力。

有句话送给于辉，"悟已往之不谏，知来者之可追"，意思是知道已经过去的事情不可挽回，知道在后来的日子里还可以通过其他事情补救。相信总有一天你回过头来看，会发现你的每个经历、每次错误、每次失败，都帮助你走向了你应该成为的那个人。

孩子，你是最棒的！
——接受不完美的小孩

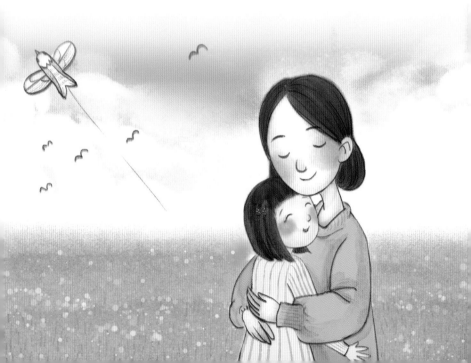

我的女儿月月这一次是不小心大腿骨折来医院做手术，手术前情绪很紧张，她说：妈妈，你干脆把我扔了算了，我又给你添麻烦了。

　　她一这么说，我心里更难受了，她总是这么懂事，总是怕给我们添麻烦，总想让自己好起来。她从 8 岁开始骨折，性格就突然变了。在 8 岁之前，她很活泼开朗，有时候淘气得像男孩子。现在她 12 岁，上初一，变得不爱说话，在学校里也很少跟人说笑。

　　我不知道孩子为什么变得这样，我坐在瑞红姐姐面前，一边给她说，一边控制不住地流泪。

　　瑞红姐姐说：阿玲，你在说孩子的时候一直流泪，我感受到你特别心疼孩子。孩子突然骨折，对你来说都是一件难以承受的事，看着孩子那么疼痛，会让你感到揪心。

瑞红姐姐说到我心里去了。

她继续说：

就在这样的情况下，孩子一张嘴不是说自己有多痛多难过，却首先想到又给你添麻烦了。可见她不仅仅身体上受疼，心理上也背负着歉疚。她越这样自责，你就越不安，越不好受。

我说：是啊，没有人责怪她，她这样让我就更心疼她了。我也不知道她现在为什么心思这么重、心理压力这么大。骨折也不是她故意的，没有任何人埋怨她。唉，我总是觉得，过去的她多好啊，没有生病，无忧无虑的。那时我也不用担心她什么。

瑞红姐姐跟着我说：是啊，现状不好的时候，人会很怀念过去。今昔对比，内心里会更加不平衡。你会经常这样对比吗？

我说：是的，我很多时候，就会想到过去孩子很好。从 8 岁以后孩子经常骨折开始，我觉得她不仅仅受苦受疼，连性格也变了。我控制不住地去想，有时候也想不通，她怎么就变了呢？

瑞红姐姐：成骨不全症虽然是基因问题，也就是先天的，但月月大概是属于迟发型的，因此骨折的症状比较晚出现。如果从生下就骨折就确诊，从小就开始接受，那么现在也可能就适应了。但是月月从 8 岁开始骨折，这个事情来得太突然，都没有做好准备就需要去接受——心里转不过弯来。

是啊，我也是这么感受的，我也有点转不过弯来，我说。

瑞红姐姐问：你这样对比的时候，月月怎么想？月月什么感受？

我停下说话，开始回想。记得我每次对比的时候，孩子就会悄悄地躲在房间里关上门不说话。

我说，原来我这样想，也会让孩子更加自责，更加觉得对不起我，更加不喜欢现在的自己。

瑞红姐姐说：阿玲，你真是善于思考。我们试想一下，你在怀念过去那个月月的时候，孩子什么感受？

我说：孩子会觉得，现在的我是不完美的、不好的、不讨人喜欢的。妈妈不喜欢现在的我，妈妈喜欢过去的我，现在的我生病了、骨折了，我不应该这样的，我惹妈妈难过，是我错了。

我说：瑞红姐姐，这么想下去，我突然意识到，我真是自私，孩子之所以这样，是我内心深处不能接受孩子生病。孩子生病本来就已经很难过，我不但没有安慰孩子，还不顾及孩子的感受，总是在孩子面前对比。我不就更加让孩子难受吗？她就只能沉默不语了。

瑞红姐姐鼓励我说下去。

原来我总是劝孩子，看开点儿，要像过去那样活泼开朗，我越是这样劝她，越是让她有压力，越是让孩子觉得过去的她才好，现在的她不好。

瑞红姐姐：阿玲，你想得很透。但我感受到你好像也有些自责。

我：我确实觉得我做得不好，挺后悔的。

瑞红姐姐：阿玲，我能理解你。只是父母是孩子的第一任老师，孩子可能会模仿你——你自责孩子也跟着自责。你希望孩子是什么样子的？你该怎么做？

我说：我希望孩子是能够在我面前是真实的，痛了就哭，高兴了就笑，而不要自责。

我不能老拿孩子的过去和现在比。孩子可能会学我做。那我也要学会原谅自己、不自责，学会接受事实，接受现在的月月，心疼现在的月月，安慰现在的月月。

瑞红姐姐：阿玲，你说得非常棒。你和孩子慢慢尝试原谅自己，患病都不是我们自己想的，不是我们犯了什么错误。这是一种基因疾病，是人类在传承过程当中一种不可避免的情况。那就是说，要接受这个疾病，接受患这个病的孩子。所有的人也都不是完美的，都可能有这样那样的缺陷，只不过有的人看得见、有的人看不见罢了！

作为一个妈妈来说，最好的支持，就是接纳孩子。无论是好的还是不好的都接受。

我说：孩子生病，不是孩子故意的，她也不想这样，她也想获得原谅。无论孩子是什么样子的，无论是过去的调皮，还是现在的安静，我现在觉得她都好。

瑞红姐姐说：阿玲，当妈妈能接受这个都好的时候，孩子的心情也会放松下来。我们想象孩子的感受是——无论我成为什么样子，妈妈都接受我爱我。你可不可以把你的这些感受说给孩子听？

说给我孩子听，怎么说？我脱口而出，因为我几

孩子，你是最棒的！——接受不完美的小孩

乎从没有对孩子说过这些。

瑞红姐姐：就是把你刚才对我说的这些话、这些感受向你孩子说出来。就是说，孩子得这种病，也不是她所愿意的，孩子骨折也不是故意的。无论什么样的月月，你都爱她。咱们演示一下，把我当成你女儿，你面对我，你会怎么说？

"我……我会说，月月，患这种病不是任何人的错——不是你的，也不是我的。因为所有人都不想生病也不想受疼。这次骨折你也不是故意的，你不用自责，妈妈不怪你。"

说到这，我的泪水又流出来了。不过这一次感觉轻松了。或许我早跟孩子说这些，孩子就没有那么多思想包袱了。

瑞红姐姐问：针对孩子不爱说话，你现在是怎么看呀？

我说：那我也不逼孩子让她活泼开朗了，是什么样子就什么样子吧。也许孩子长大了，想的事儿多了，就是没有这个病，也没那么闹了。

我想对孩子说：月月，你是世界上独一无二的，你是我的孩子。无论你是什么状况，我都爱你。我说着，真想回病房抱抱孩子。

瑞红姐姐知心话

"月月，你是世界上独一无二的，你是我的孩子。无论你是什么状况，我都爱你。"这也是我想对读这篇文章的所有人说的一句话。

人之初，爱伟大。无论什么样的人，得到爸爸妈妈无条件的接纳和爱，他就会变得幸福和勇敢。

咨询师手记

人生就是这样，明天和意外不知哪个先来。月月过了 8 年无忧无虑的生活，每天快乐奔跑得像个假小子，可是迟发性成骨不全症还是来了，打碎了一个孩子对自己所有美好未来的设想。

月月的遭遇很令人同情也很令人难过，让我想起一则有关残疾人的公益广告，那则广告说的是一个妈妈和她视力有障碍的女儿间的对话。

女儿："妈妈，红色是什么颜色的？"

妈妈："红色是你晒太阳时候的颜色。"

女儿："蓝色是什么颜色？"

妈妈："蓝色是摸到凉凉的水时候的颜色"

女儿："绿色是什么颜色？"

妈妈："绿色是夏天荷花飘香的颜色。"

……

残障人士会遇到普通人想象不到的很多困难，普通人轻易可得的东西在残障人士那里可能要花费很大的气力才能获得。当我们睁眼就可以看到蓝天白云红花的时候，视觉障碍患者只能通过想象来感受；当我们抬腿就来一场说走就走的旅行时，肢体残障人士更多是隔窗远望，期待那样的一场旅行；瓷娃娃也一样，身体被困在方寸之间，去超越自我的局限是需要多大的勇气呀。

这个个案我们看到了瑞红姐姐对小月月的及时关照、对月月妈妈的深刻理解以使她们摆脱情绪的困境的故事。与其说这是咨询师的专业素养起了作用，不如说小月月遇到了一位高尚的咨询师，她已然超越了自己身体的局限，心灵获得了完全的自由，于是做到了对来访者的不离不弃和深层次的精神引导，而精神的引导是超越自我的极致。

脑海中回想起一首歌的旋律，歌词是这样："每一次都在徘徊孤单中坚强，每一次就算很受伤也不闪泪光，我知道我一直有双隐形的翅膀，带我飞过绝望；

不去想他们拥有美丽的太阳，我看见每天的夕阳也会有变化，我知道我一直有双隐形的翅膀，带我飞给我希望。我终于看到所有梦想都开花，追逐的年轻歌声多嘹亮，我终于翱翔用心凝望不害怕，哪里会有风就飞多远吧，隐形的翅膀让梦恒久比天长，留一个愿望让自己想象……"

也把这首歌献给小月月和瓷娃娃们，愿你们都能拥有自己"隐形的翅膀"，让梦恒久比天长，带你飞给你希望！

生命是旋转的风车

——与生活讲和

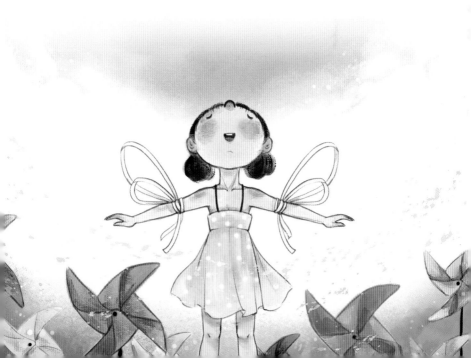

我是朵朵，22岁，一个爱臭美的女生。

我就要再次做手术了，现在心情已经平静下来，耐心等待医生安排做手术。可是两个星期以前，我还不能接受这个事实。

今年总算中专毕业了。从我出生起到幼儿园是我频繁骨折的时间。从上学起，就开始了对双腿的治疗，记得好多次暑假、年假，别人都是兴高采烈地玩，我都是先在医院做手术，然后回家养伤。假期过完了，我也刚刚能活动了，妈妈赶紧陪伴我去上学。所以在我记忆里那些本该快乐的日子，几乎都伴随着我的疼痛和害怕度过。

还好，中专最后一年，我的治疗计划也结束了，我可以拄着拐杖站起来走路了，在一家企业找到了一份工作，刚刚通过实习转正。我很珍惜来之不易的这份安宁、这段不用手术的日子；也很珍惜这份即将让我自食其力的工作。不用再手术，拥有一份工作，我终于可以把自己当成一个和同龄女孩一样的人了，我内心里有点小确幸。

　　我就知道，好日子不会长。每次遇到好日子的时候，我都过不踏实，总觉得有坏事跟着。果然，最近一个星期，我的右大腿总是无缘无故地疼，夜里会把我疼醒，以至于白天也疼得无法静下心来工作。我不得不到医院复查。医生皱着眉头，告诉了一个让我难以接受的消息——我的大腿骨裂了，连钉子也折断了，需要重新做髓内钉内固定手术！

　　我一下子蒙了，医生再跟我说什么，我好像都听不见了。

　　好好的，怎么突然骨裂、突然又要手术呢？

我怎么跟我妈妈说我又要手术的事呢？她那么大岁数，又得照顾我，而且她心眼又比较小，总是担不住事。她也盼着我长大，盼着我身体结实，盼着我找到一份工作。这一切刚刚到来，我却又瞬间回到作为病人的原点。

　　我真的难以接受这个事实，感觉逃脱不了命运的捉弄。可是我又不得不为手术作准备，总是感觉心痛，挣扎，吃不下饭，每晚都睡不着，睁着眼睛到天亮，每天都昏昏沉沉的，我要撑不住了。一想到还要戴着沉重的石膏躺两个多月，随时都要崩溃。

　　我敲开瑞红姐姐的门，像抓住一根救命稻草般求姐姐帮我。瑞红姐姐听完我的情况说：

　　朵朵咱们又相见了，我也为你中专毕业、能找到一份工作而高兴，但从你无精打采的样子，我能看出最近你过得特别辛苦。

　　我抽出办公桌上的抽纸，开始擦眼泪。我感觉瑞红姐姐特别理解我，我努力坐好，争取让自己的心情平静一点。

瑞红姐姐问我：你妈妈知道你要手术后情况怎样？

我说：我想我对她不用太担心。她听说这个消息后，我知道她很难过，但是她一直在努力，看得出她想给我力量。

这件事情其实是我更接受不了，因为感觉我的生活刚要步入正轨，但是又一下被打回了原形，所以特别接受不了。

瑞红姐姐说：你是想表达——你从一个患者到学生—再到实习生—再到员工，你的角色在转变，你感觉你终于和普通人一样了。你好像和病痛画了一个句号，你不再是一个患者，你开启了新的人生。

嗯嗯，我使劲点头，我就是这么想的。

瑞红姐姐：但是这一次不知不觉的意外，你又需要做手术，你又要承受病痛，这一下又让你变回患者，让你时刻记得自己是瓷娃娃。

我哭着说：是的，我不能接受我再次手术这个现实，不是我怕疼，我不怕，忍痛已经习惯了——只是我感觉，我摆脱不了命运的束缚。每次都在我觉得生活要变好的时候给我打击，让我觉得我永远不会过上正常的生活，所以我就算腿不疼不难受的时候，也会突然有个念头——我下一分钟会不会做手术？然后开始害怕，经常做梦会梦到做手术。

瑞红姐姐走近我，握住我的手，我感受到她也在给我力量。我渐渐停止了哭泣。

瑞红姐姐看我平静下来说：你所患疾病随时可能骨折的这种不确定性，让你少了一份安全感。

我：是的，我感觉不踏实，厄运随时可能到来。而且我一直在追求做一个普通的人，这个愿望就会随着病痛的到来而破灭。

瑞红姐姐：你一直希望自己生活得更平静一些。追求做一个普通的人，你的意思是说，其他的人，不是瓷娃娃的人，他们一直很安好，不会遇到这样那样的情况？

瑞红姐姐这么一问我，我好像只看到了我身边的人好的一面，却从没想过他们会经历什么。我的闺密娜娜一个月前做了甲状腺手术；大刚还没娶媳妇，妈妈就离世了；丹丹为考研，每天紧张得失眠……好像他们也并不像我想的一直就那么风平浪静，都是要经历一些不同的事情。我想着想着就说出了口。

瑞红姐姐笑了笑，拿出一沓彩色纸说：朵朵，这是制作风车的材料，你在风车的叶片上，写上你不同的角色，以及每个角色里要承担的事情和心情。如果一面写不完，也可以写到另一面。

我拿过彩纸，让自己静下来。彩纸被裁成了八个角，其中四个有圆孔，应该是要翻到中心固定的。我开始在没有圆孔的叶片上写：

　　女儿：小时候听父母的话，现在要学分担负担

　　学生：学习知识，需要勤奋。开心

　　员工：努力工作，欣喜和紧张

　　瓷娃娃：承受病痛和手术，无奈，难过

　　我一边写，一边思考。瑞红姐姐看我写完了，让我把风车组装起来。我把一些零件穿好，插在一根白色杆上。然后举起风车张开嘴用力吹，风车呼啦啦地转起来，粉色和紫色的叶片，还有我写的不同颜色的字旋转起来。一会写着"女儿"的叶片在上面，一会"员工"的又转上来，当然还有"瓷娃娃"……

　　瑞红姐姐，我好像懂了。生命是有很多面组成的，这些面分散在不同的角色里，有着不同的内容，以及不同的感受。生命也不是一成不变的，无论转到哪个叶片，这都是我，我需要慢慢去接受，在处境不好的

时候，会想着这些是暂时，这些会过去。处境好的时候，我需要体会那份美好，我需要珍惜那份幸福。

瑞红姐姐笑着点点头，她向我伸出大拇指，说我特别有悟性。

她说：一位外国友人曾经说，作为人来说，安好是暂时的，病痛是随时的，珍惜每一个境遇。

我努力思考着瑞红姐姐的话。感觉和我现在想的一样，我感觉我能接受做手术这个现实了，"瓷娃娃"这个角色也一直是我生命里的一部分，只是有时它在下面，有时它在上面（风车叶片上的角色），我始终带着它在生活。它来了我接受，并相信它会翻转到下面。

瑞红姐姐说，朵朵思考得很好。那我们再想一下，如果你做手术了，会是什么样子？

我说：就算我躺下来的话，我还是一个新进的员工，还是一个女儿，还是一个患者……

那你躺下之后，会干些什么？瑞红姐姐问我。

我说：我现在在想，躺下之后学什么，然后有什么工作可以躺着做。刚开始挺难接受的，周五拍完片任医生说再给我一个月的时间让我考虑做不做手术，本来我想着一直拖到天冷再说的，但是想想要是等到天冷长好了，再把腿骨打断做手术挺可惜的，所以很纠结就哭了一晚上。但是想想哭也不会好的，从昨天开始就在想自己做完手术之后要做什么了。

瑞红姐姐：看来你已经想着要面对了。躺下有很多要承受的，包括那份不能动的煎熬和疼痛。但躺下有没有什么好处呢？

我说：躺下之后学习，应该不会被其他事情所干扰，我学习和工作会更专心一些。不过也会时时伴随着疼吧。

瑞红姐姐说："你这么善于思考，也这么有悟性，你可不可以把你知道要手术以及手术之后所要经历的过程记录下来？我想不仅仅会缓解你的疼痛，也会给其他的病友带来帮助吧。

"你还记得我在《玻璃女孩水晶心》一书里写的'邂逅第三十一次骨折'吗？那就是我的病床日记，那时也疼得忍无可忍。我尝试就把每一天的变化记录下来，放入书里。现在有一些瓷娃娃看了之后，觉得跟他们经历的一样，便知道疼痛之后能坐起来、能再次走出去，所以就耐心坚持了下来。"

我说：好啊，现在我想得特别多，那我就把我心里想的，还有下个阶段手术的过程，记录下来。或许等我走出来了，很多伙伴就能读到我的文字，也知道：哦，原来不是我一个人在害怕，还有人和我想的一样，她能承受，我也能。

瑞红姐姐知心话

与生活讲和，晴天享受温暖，雨天享受清爽，体会每一天的美好。

《相约星期二》中社会学教授莫里老人，患肌萎缩侧索硬化（ALS），这是一种凶险的神经系统罕见疾病。从脚部开始失去知觉向身体上部蔓延，直至停止心跳。眼看着自己一天天、一点点走向死亡。每个星期二他在病床上坦然地给学生讲关于人生的课堂。

　　"什么是人生最困难的事情？"学生问。

　　"——与生活讲和。"

　　一个平静而有震撼力的结论……莫里老人说："死亡是一种自然，人平常总觉得自己高于自然，其实只是自然的一部分罢了。那么，就在自然的怀抱里讲和吧。"

　　握手讲和，是指一种对改变不了的事物接纳的态度，不挣扎、不较劲。在现有医疗状况下，作为瓷娃娃，骨折不是一个概率事件，而是必修的功课。瓷娃娃不知道下一次骨折是什么时候，也不知道最后一次骨折是什么时候，骨折带来的病痛与瓷娃娃将是一生形影不离的朋友，是生命的一部分。挣扎、摆脱、恐惧都无济于事。活着，需要接受它，需要与它握手讲和，坦然地面对它，带着它生活。

生活赋予我们的生命多姿多彩，病痛中感受浓厚的亲情和爱；安好时感受宁静和美好。

督导师的评估和分析

这是一个有关焦虑情绪处理的案例。主人公朵朵因为从小反复手术，好不容易成年后生活变得安稳了，但是突如其来的变故让她内心无法接受。我们可以看到朵朵在明显的焦虑情绪背后还有很多其他情绪混合在一起。这些情绪相互纠缠，她不堪其扰，可又无法把这些纷繁复杂的情绪理清，可以说即便没有骨折，朵朵的日子还是会过得如履薄冰。

比如紧张，朵朵说"每次遇到好日子的时候，我都过不踏实，总觉得有坏事跟着"。我们看到这个紧张是持续存在的，内心不会因为日子安稳而踏实，反而惴惴不安。这份紧张和担心不是毫无缘由，它是以往令人恐惧的骨折"经验"的总结。这种担忧和恐惧一直在朵朵心里挥之不去，当我们深入分析朵朵的潜意识，就会发现——我感觉逃脱不了命运的捉弄。这种想法对她影响非常深。

咨询师瑞红姐姐感受到了这个想法，用了一个共情式表达"但是这一次不知不觉的意外，你又需要做手术，你又要承受病痛，这一下又让你变回患者，让你时刻记得自己是瓷娃娃"，开启了咨访中的深度对话，把埋藏在朵朵潜意识里对手术的恐惧、对身体的担忧、对回到生病状态的紧张非常精准地描述了出来。而这种描述对于来访者深度觉察自己的各种情绪是非常有好处的，于是朵朵说"我就算腿不疼不难受的时候也会突然有个念头——我下一分钟会不会做手术？然后开始害怕，经常做梦会梦到做手术"。

心理学有一个定律叫墨菲定律，意思是"如果你担心某种情况发生，那么它就更有可能发生"。应该说这是一个更深层次的心理互动过程，它隐藏得很深不易觉察。它的发生、发展过程是这样的：朵朵持续担心骨折会发生，连做梦都会梦到，此时她的心已经紧张到无处安放，她的表现是坐卧不安；那么，当那个不幸的事情真的来了，她反倒可以集中心情去想下一步怎么办，虽然情绪会很低落、有被打击的感觉，但是她不会再紧张和不安了，她很快和咨询师进入下一个工作环节的讨论——做完手术可以干什么。

我们可以看到，朵朵此时来找咨询师，而不是在她最焦虑、最害怕的时候，是有深层心理含义的。看似她已经无助到绝望，但当不好的事情真实发生了，她是有绝地反击的内在动力的，而这个动力正是支持她不断在病痛的折磨下还能坚持向前的信念。

同时我们也看到了咨询师非常敏锐的那部分，咨询师瑞红姐姐在非常适当的时候借风车作为生命的原型意向，进一步和来访者探讨生命的意义，用风车非常形象地为朵朵或者说见证了朵朵自我核心信念在拼接风车的过程中慢慢搭建的过程。当她一笔笔在风车上写下不同时期的自己时，又一次重新整合了内在的自己，那个看似柔弱的小女孩，其实还有她勇敢、进取、不放弃的一面。

纵观整个咨询过程，感到其间一气呵成，连贯流畅。作为短期焦点咨询，咨询师很迅速捕捉到来访者焦虑情绪背后的心理，感受到朵朵的恐惧、失落、惆怅，并在这个层面上抓住来访者希望好好生活的信念，快速点对点地帮助她确认、重建此信念，并且用风车作为道具，把精神领域不易表达的情感用实物完美体现了出来。

督导师写在后面的话

我们形容惊心动魄时的心情经常会用这样一句话做比喻，"我现在的心情就好像刚刚坐完过山车"，是说那种忽上忽下、大起大落、摸不清下一步的状况，都会让人神经紧张，肾上腺激素激增。

而生活有时也像过山车，往往我们越期望平静安稳，它却不让你达成期望，总要跳出来和你玩花样，就好像一个调皮的孩子总是不听你指挥，不按套路出牌一样。所以每当生活强行"送"给我们不想要的"礼物"时，我们一边气得哭，另一边却不得不接受它。

朵朵就是这样一个可爱的女生，爱臭美爱生活。她知道自己想要什么不想要什么，她有悟性也有自己的小心情，她希望和生活和平相处，希望生活不要给她意外的"惊喜"，可是生活偏偏爱和她开玩笑。

那么此时我们要怎么做呢？一个人怎么做才能实现自己内心真正想要的样子呢？首先就是不要怕，不要怕生活给我们不想要的"礼物"，因为当我们产生了"怕"的情绪，紧跟着我们就会给这个情绪施加一系列行动来印证它——比如我们会用"逃避""逃离""恐惧""不去想""我怎么做都不行"这些想法，还把它们当作一种习惯性思维。当你感受到不满和痛苦的时候，这种习惯性思维会立刻跳出来机械地替你进行解释。当这种模式变成一种习惯的时候，真正令你痛苦的事和你本来有机会去改变的想法，一并被掩盖了起来。

"怕"这种情况在生活中每天都在上演，而我们必须要了解这种情况在心里发生的每个过程，这个过程也是自我成长的过程。当我们不再仅仅机械地否定"怕"，而是将"怕"当作我们生命的一部分看待，当我学会用新的习惯、方法来对待"怕"的时候，我们才得以制造出另外的可能性。同时当我们的心灵不再被"怕"包围着，我们才能真的和生活和解。

我为什么不能自己当老板？
——人生不设限

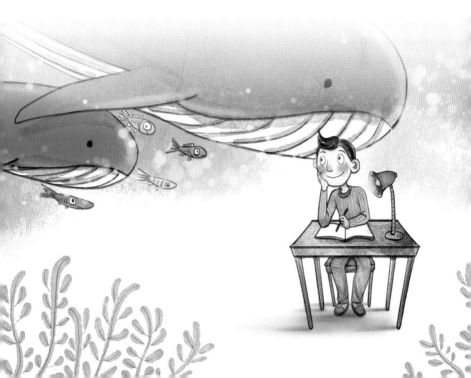

我叫大志，今年 16 岁，上高二。我比其他瓷娃娃幸运一些，通过好多次手术和药物治疗，我能走一段路了，虽然走路的姿势还不太平稳，但这也给我的生活带来很大的便利，能让我有机会在学校上学。

我小时候骨折频繁，上学断断续续，都是妈妈接送甚至在班里陪读，抱着去厕所。上高中时，妈妈陪我在当地找过 5 所高中，学校都婉言拒绝了。但我们没有放弃，第 6 所学校被我们求学精神打动，接收了。

我现在压力非常非常大，我想考名牌大学，将来有一份好工作，让妈妈不再为我那么操劳；可是我又感觉我越优秀，将来受挫的可能性越大。我现在总是熬夜用功，成绩反而下降，戴着厚厚的眼镜片……一想起这些，我就失眠。这次手术，我心情很复杂。尽管妈妈总是劝我，身体健康很重要，让我多注意身体，先别想那么多，但可是我总控制不住自己。

妈妈把我带到瑞红姐姐办公室，我说起自己的感受。

瑞红姐姐说：你特别珍惜学习机会，想好好学习考一所大学，出来找一份工作，挣钱后好好报答父母，再做些对社会有意义的事。这些我特别理解。只是我不明白你说的"可是我又感觉我越优秀，将来受挫的可能性越大"，你是想说什么？

我经常看到媒体报道，很多高校毕业生找工作非常难，更何况我这样的残障人？我也看到了不少残疾毕业生就业被拒的消息，被报道的大多还是名牌大学生。我现在压力特别大，既希望我能学习好，也担心我考得好，将来也被拒收。现在心神不宁，一闭眼睛仿佛看到的是我被所有老板拒绝的绝望情景。

看到我愁眉苦脸的样子，瑞红姐姐却笑笑说：大志，你目前出现这个问题，某种程度上说是好事。

好事？我和妈妈都大吃一惊。

瑞红姐姐：是好事。这证明你已经开始学会思考未来，思考怎样为自己和家人负责。只是，思维上有些被以往经历所禁锢。你现在就像一只小青蛙，站在瓶底想往上蹦，却发现都是被人限制、拒绝。就像你以前求学一样艰难。

我说：是的。可是我感觉找工作比上学还难。人家也更看重身体情况，何况还有健康人的竞争。

瑞红姐姐：你说得对。很多招聘启事上写着身体健康。那你想一下，你将来有可能被谁拒绝？

我说：不用想，太多了。比如某 IT 公司负责的招聘经理、某商场的老板，甚至饭店的大堂经理……

一想这些，我感觉胃都难受起来。

瑞红姐姐：原来你是想到被一些企业所拒绝。录不录取的规则，就像一种游戏，这些都是老板们定的游戏规则。

我说：是啊。谁是老板，谁就会定一些规则。但他们不一定会看到，即便是身体不好，也能工作好的。

瑞红姐姐：没错，大志，如果咱们求职的话，是老板们敲定。可是，你为什么不能自己当老板？

我为什么不能自己当老板？这次我和妈妈更惊讶了，不约而同地看看瑞红姐姐。瑞红姐姐沉默不语，好像等着我们自己思考。

我为什么不能自己当老板？我能自己当老板吗？我自己当老板，就不会被拒绝了！我一开始是胆怯地想，后来就不知不觉说了出来。同时似乎我感觉眼前一亮。

这时，瑞红姐姐说：是啊，你为什么不能自己当老板？你为什么不能自己定游戏规则？谁说你只能打工，只能求职？

我可以不求人给饭碗！我和妈妈相互看了一眼。
我有点激动。

瑞红姐姐：你现在闭上眼睛想一想，你现在就是
老板，你该是什么样子？

我闭上了眼睛，在瑞红姐姐引导下深呼吸，开始
了想象：我坐在窗明几净的办公室，我在面试一群求
职的人，我会说：你别来了，你没什么经验！你留下，
好好干！……

我越想越过瘾，但也想到很多人也许面临困境需
要帮助，然后我继续说：只要你们符合岗位要求，只
要你们有能力干好，只要你们有热情，想好好干，只
要我的公司需要人，你们都来吧！不管身量大小、不
管胖瘦、不管美丑、不管……不管健康和残疾，你们
都来吧！来吧！来吧！

我几乎喊了出来，眼睛也睁开了，还挂着泪。似
乎所有的压抑都爆发了、释放了。

咨询室里是很长一段时间的沉默。我似乎听到了内心的痛苦，还有吱吱嘎嘎的挣扎。

可是，瑞红姐姐，我怎么样才能当上老板，有自己的事业？我渐渐恢复了平静，用稍平稳的声音问瑞红姐姐。

瑞红姐姐：一个老板需要具备什么品质？

我开始思考：老板需要渊博的知识；需要有资本；需要有领导力……

瑞红姐姐：非常好。知识，你从小到大都在积累，而且学习贵在坚持和学习能力。如果你80岁了，你还保持良好的学习习惯，那你当老板的知识够用了；资本和领导力，你看应该怎么拥有？

我说：我明白了！我现在在学校的学习任务不仅仅是学习书本知识，而要加上学习组织策划活动，同时积累将来创业的资金……

瑞红姐姐连连竖大拇指。我旁边的妈妈也终于欣慰地笑了。

瑞红姐姐：大志，我们太阳语罕见病心理关怀中心的资助人之一，是目前远在南美洲智利的徐一评大哥哥，他非常了不起。虽然事业起起落落，但他一直在做自己的事业。在 15 年前，我被录取的高中拒收时，他对我说："我们浙江人不给人家打工，我们自己当老板。哪怕肩上扛着几把菜刀出来卖，那也是老板。人不能总是被动着活。学校不接受你，你自己学。"所以也才有了我自己自学、创业、做公益的路。

我说：瑞红姐姐能做到，我想我通过努力也会做到。

瑞红姐姐知心话

就像瓶底之蛙，不要总想着怎么从别人设置的瓶口跳出来，而是想着怎么把瓶子撞破出来。

有些职业规则，不一定适合我们，在不违反国家法律法规、不损害他人利益的情况下，我们不用总想着怎么去委曲求全地顺应它们，我们可以自己打破传统的东西，建立适合我们自己的思维、适合自己生活的模式。

因此，人生不设限。

咨询师手记

对于工作，一些人把它看成谋生手段，而对于另外一些人，有工作代表着自立、自强、成就感和希望。

大志虽然刚刚 16 岁，但是已经为自己将来的工作产生了很多期许。这些期许和他对自己的看法紧紧挂钩，如果未来找不到好工作，他会对自己产生深深的怀疑，现在这么努力地学习，到最后还是因为是残疾人而被拒收，会认为"命就是命"；如果未来找到好工作或者自己做了老板，也许还会不断对自己说"要努力""不能松懈"。

大志在做心理咨询前对工作的高期许超出了他的心理承受能力，正所谓"高处不胜寒"，就好像一根皮筋如果一直是在绷紧的状态就会断掉一样。大志也因此产生了读书无用、不满意自己的身体等负面情绪。

心理学上有一种效应叫皮格马利翁效应，是指人们基于对某种情境的知觉而形成的期望或预言，会使该情境产生适应这一期望或预言的效应。

也就是说，你期望什么，你就会得到什么，你得到的不是你想要的，而是你期待的。只要充满自信的期待，只要真的相信事情会顺利进行，事情一定会顺利进行；相反，如果你相信事情不断地受到阻力，这些阻力就会产生。成功的人都会培养出充满自信的态度，相信好的事情会一定发生的。

所以我们要时常问问自己，我们对自己的真实期许是什么？——是一份好工作还是希望自己拥有某种个性、特质或能力，来创造幸福的人生呢？

　　也许大志内心的真实期许是长成最好的自己，爱自己的身体，哪怕它不够完美。每一个积极向上、努力生活的人都对这个世界有价值，为活成真实的自己全力以赴吧！

妈妈，我想谈恋爱

——经历，就好

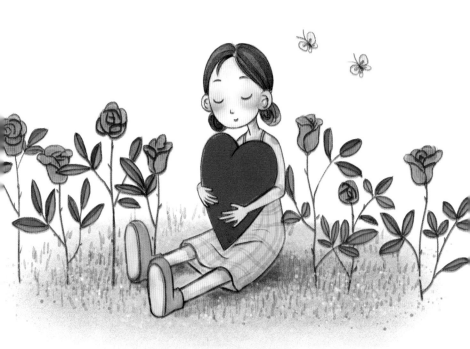

自从和她爸爸离婚以后，两个女儿就是我在世界上的最爱，是我的心肝宝贝。大女儿美美身体不好，是瓷娃娃，今年 23 岁。我一直怕她受伤害，我不敢让她出门，我怕她磕着、碰着，怕别人盯着她看，怕别人嘲笑她。也怕居心不良的男人伤害到她，因此她在网上交朋友，我也提心吊胆的，她这样的残疾孩子，谁会真正看上她，谁会真正爱她？我像一只母鸡一样保护着小鸡。

　　可是女儿不听话，她现在大了，总想走出去，她每天在锻炼身体，特别有毅力，她想拄拐杖走出去。她越锻炼，我越担心。而且她隐隐约约透露，有一个在网上认识的男孩子对她有好感，我听了担心得睡不着觉。

美美让我放心，说如果我想不通，她不会私自作决定。她让我在网上和瑞红姐姐聊聊。

我拨通瑞红姐姐的语音，她说我这做母亲真是操碎了心。是啊，关键是孩子也不领情，不理解我，这让我心更累。

瑞红姐姐说：你生活这一辈子，经历了好多事，你有很多很多经验，你希望用自己的经验指导孩子，保护孩子。你觉得孩子走出去，就多一份风险。

我觉得瑞红姐姐说到我心里去了，我就是这样想的。要是孩子像你一样也能懂我就好了。我对瑞红姐姐说。

瑞红姐姐：很多当妈妈的情愿自己多费心，也望孩子少走弯路。人之常情。只是我想知道美美在您的保护下，生活得怎么样？

我说：唉，不怎么样，整天不愿意给人说话。

瑞红姐姐：你感觉她快乐吗？

我一愣，我很少想孩子快乐不快乐。

过了大概半分钟，我说：我以前很少考虑她心里怎么想，很少顾及她快乐不快乐，现在看来，孩子的性格确实孤僻了，不爱跟家人说话，还总是发火；陌生人到我们家，她更不搭理。

瑞红姐姐：是啊，如果把孩子像小鸟一样关在笼子里，小鸟刚开始挣扎，后来也就郁郁寡欢地待着了。如果是咱自己这样生活，会感觉怎么样？

我：憋屈。

瑞红姐姐：那你希望孩子生活得怎么样？憋屈还是快乐？

我当然希望孩子快乐，我不假思索地说。

瑞红姐姐：怎么才能快乐？听你的话一直待在家里，不走出去、不交朋友吗？

瑞红姐姐开始一句一句引导我思考。

我说：肯定是走出去，多接触人，才变得开朗，才玩得有意思，才快乐。

瑞红姐姐：您说得真好。

可是放开她我不放心。我是健全人都离婚了，都过不幸福。将来她交了男朋友，肯定也不会好到哪里去。

瑞红姐姐：阿姨你很爱孩子，你要好好保护孩子，我非常能理解你。可是，如果您老了，她怎么生活？

这个事情我也想了千百遍，有时候睡不着觉，想的也是这个问题。我说：我让美美靠她妹妹生活，她妹妹身体健康，她这辈子要照顾姐姐，我一直叮嘱孩子这样。

瑞红姐姐说：看来你为美美的未来也一直有自己的打算，从小教育妹妹照顾姐姐。妹妹将来会结婚，会生孩子，会有老小，妹妹能把很多精力都放在姐姐身上吗？妹妹的家人一定会支持她照顾姐姐吗？

……我不敢想。

瑞红姐姐：不敢想，是说你怕面临这些结果吗？如果妹妹的家人不能支持她照顾姐姐，那时你也老了，美美独自一人，从来没有走出过家门，也没有照顾自己的能力，美美怎么办？

哎，是啊，那个时候我老了，想管也管不了，心里着急也没用。那该怎么办啊？我第一次意识到，我把孩子束缚在家里，不允许她自己独立，将来面临的是最无奈、最有风险的事。

瑞红姐姐：怎么做才能解决问题，让你不太担心美美的未来呢？

我想了很久，我说：我可能想问题比较落后了。应该让孩子现在多出去走走，多接触人，积累社会经验，将来我老了，孩子也能自己照顾自己。如果孩子本身有能耐，就不怕被人说了，也能扛事了。

瑞红姐姐：阿姨，你说得非常好！孩子接触人多了，逐渐锻炼自己，才能实现你说的"本身有能耐"。

可是我转念一想，我放手了她，她交男朋友、谈恋爱怎么办？有人伤害她怎么办？我不由自主地说出来。

那你对美美的情感怎么看？瑞红姐姐问我。

我怕她受伤。我失败的经历，让我觉得男人没有什么可靠的。何况美美身体有残疾，将来也不会有什么幸福的。

瑞红姐姐：是啊，一朝被蛇咬十年怕井绳，何况这是你亲身经历、半辈子的经验。可是，你女儿的性格和你一样吗？

我说：不一样啊，她做事想要什么不要什么很清楚，而且她认准的事会非常坚持。我就没她那份毅力，我做事没主见，以前也被她爸欺负。

瑞红姐姐说：都说母女连心，可是连你们母女俩性格都不一样，其他人都一样吗，都会像你前夫那样吗？你那样不幸的婚姻就一定会降临在孩子身上吗？

我被瑞红姐姐问住了。男人不一定都是坏的，因为男人和男人也不一样，孩子遇到不同的人，会有不同的婚姻吧。我第一次这么想。

瑞红姐姐说：是啊，也许你女儿遇到不合适的人，会伤痛；或许她会遇到合适的人，会有幸福。总之每个人的人生路是不同的。你能忍受伤痛的经历，那孩子就不可以承受吗？

我说：或许孩子承受力比我还强，她经历那么多次骨折，每次都挺过来。我不得不佩服孩子的毅力。她锻炼得多了，自立能力就强了，就算受伤害也能独当一面，不依赖别人。

瑞红姐姐：真好，阿姨你思考问题变得这样积极了。

受到瑞红姐姐夸奖，我有点不好意思，我如果早这么想，孩子也不至于活得那么辛苦。

瑞红姐姐又问：退一步讲，你如果一直给她那么多限制，能锁得住她的心吗？

不能。从孩子每天的锻炼来看，孩子肯定不会一直听我的话待在家里。

瑞红姐姐：那你怎么办？

我……我不要管那么多吧……反正结果也是管不住。可是，我总不能眼睁睁地看着她将来吃亏啊。我又不由得担心起来。

瑞红姐姐：那你怎么做会减少她吃亏？

我想了一会儿说：孩子面临这个世界，并不能一叶遮目，让孩子看不到外面的。一看到外面世界，就需要做很多准备。我这么一想，感觉我这个当妈妈的，有好多课没给孩子上。我应该：

鼓励孩子勇敢走出家门，而且给孩子讲面对困境的方法和建议；鼓励孩子交朋友、谈恋爱，给孩子获得幸福的一些方法和建议，我的经历也可以是财富，指导孩子选择适合她的人……

阿姨，您说得太棒了，思考这么周全。我们设想一下，您这么跟孩子交流，孩子会怎样？

孩子应该不会再反感我，大概会听我说的一些内容。无论她将来承受伤痛，还是接受幸福，她至少有幸福的一份希望。她能经历这一切，就是好事。

但假如我禁止她交男朋友，好像结果只有一个——她不快乐，而且也会有将来没人照顾的风险。我应该成为支持她、给她后盾的妈妈，让她没有顾虑的成长，让她更勇敢。

与瑞红姐姐结束后，我迫不及待地和美美沟通。孩子脸上的笑容逐渐多了。

有一次我发现她在 QQ 窗口上跟一个伙伴说：我最近挺开心的。我妈妈变了，变得那么开明。我和妈妈成好朋友了，我可以把我的心里话讲给她听……

瑞红姐姐知心话

孩子的情感，如汹涌的波涛，堤坝加得再高，也有决堤的时候，在没有做好一切准备的情况下决堤，将是难以收拾的。堵是堵不住，不如引流，给孩子一个正向的方法。这个智慧，在先古大禹治水时就开始使用了。引流的方法也如美美的妈妈，告诉孩子该怎么交男女朋友，例如交什么样的人适合自己、怎么保护自己。

一颗小小的种子，也有长成参天大树的机会。春生、夏长、秋收、冬藏，遵循自然的规律。孩子也一样，父母要成为支持他的后盾。要给孩子长成参天大树的机会，给他成长的土壤，给他剪枝修叶，让他旺盛地生长。

这棵树，无论是不是瓷娃娃，是不是身体有障碍，一样有幸福的权利。

我愿每一片土壤肥沃，我愿每棵树幸福。

咨询师手记

过去总是如影随形的，它既为当下的开始提供了前提和经验，同时也为我们要深入了解这个世界提供了一个轮廓。没有过去便没有现在，但过去有时候也是痛苦的来源，尤其是我们不清楚那个痛苦是怎么影响到现在的。

美美妈曾经经历过一段不愉快的婚姻，那个婚姻带给她痛苦的感受，以至于"一朝被蛇咬十年怕井绳"，这些过去的经验之谈，可能正是问题产生的根源。

只有当意识到问题的存在或者了解了这是过去的经验教训时，问题才会迎刃而解。

改变自己习惯的、固有的思考模式和行为模式是最简单、最有效解决问题的办法。通过认识到问题的存在，并且看清问题其实并不必要存在，就可以让自己从问题中解脱出来。

敲开一扇门，并没有那么难

——克服自卑

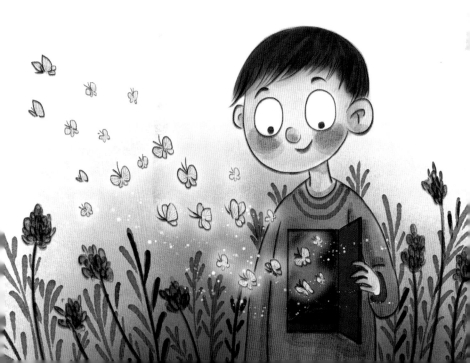

我是晓光，我 14 岁了，妈妈还总是说我胆小。我不愿意和村里的人说话，所以总是躲在屋里，然后他们就看着我问东问西的。我索性就躲在被子里。那些人也真是够让人生气的，他们居然还掀开被子看我的腿。我特别特别生气，可是我怕妈妈批评我不懂事，就不敢说话。

　　这一次来医院治疗，妈妈推着我去见瑞红姐姐。今天是第三次见瑞红姐姐。妈妈把我放一边，和瑞红姐姐说：每次，我看到和他同岁的孩子，都长成小伙子了，他们能跑能跳，开开心心地上学。而我床上的儿子，那么多年了，才长一点点，不能上学不能走路。每次我都想：我们吃了好多苦带孩子，活得很苦。我们也心疼孩子，孩子总是不开心，总是很难过。

几年前，他能坐轮椅，我推他上学，虽然每天我很累很累，但是一想到儿子可以上学，而且每天脸上有笑容，我就开心。可是一年级没上完，他就摔骨折了。我总觉得没有希望。只有治好儿子的病才有希望。以后就没再送他上学。

瑞红姐姐看我默默地坐着，问我：晓光，你听到妈妈这么说，你怎么想？

我觉得我不好，我比不过人家。我都看不起自己，我让妈妈抬不起头。我也不想出去。

这些话像从我肚子里跑出来的，声音闷闷的、小小的。

瑞红姐姐：晓光，你今天比昨天勇敢，你今天敢说话了，而且说了你自己心里真实的想法。

受到瑞红姐姐的夸奖，我松了口气。

瑞红姐姐问：上次我给你们推荐了一篇文章，你们看了吗？晓光，你看了吗？

　　我点了点头，没说话。

　　妈妈说：我通过手机看了，文章里的瓷娃娃以前也总是担心被别人嘲笑，也找不到出路。而现在他却在轮椅上能走出来，找到能做的事，还能坐着轮椅参加国际马拉松比赛。

　　文章里的那个孩子，一开始跟我家晓光的情况差不多。他能行，我觉得我儿子也能，哪怕坐轮椅也能行，也能走出去！我以前只是觉得只有治疗好了才行。现在明白了，不管啥样的身体，也能走出去，能有用。

　　第一次听到妈妈对我这么有信心，我特别高兴，冲妈妈笑了笑。

　　瑞红姐姐：晓光妈妈，你太棒了！你居然能通过一篇文章，想到这么多，而且这么深刻。你还相信孩子能走出去，能成为有用的人。

妈妈：我相信！我当然相信，我儿子其实脑瓜很好使，他能学习，能与人交流，一定能的。

瑞红姐姐：晓光，你相信吗？

我迟疑地说：我不知道。妈妈这么相信我，我也不知道我能不能做到。以前没想过。

瑞红姐姐：晓光，你是一个真诚的小伙子，你内心怎么想就怎么说了。我想我能理解你。未来对于你而言，有很多你需要成长的，而且你心中还有那么多怕。所以，你不确定。

嗯！我使劲点头。

瑞红姐姐：晓光，看来你需要慢慢锻炼自己。你能做到的时候，你会相信自己。

我：是。那时候我可能就相信自己了。

第四次见瑞红姐姐，妈妈和她聊了一些内容，我不太记得了。只记得有一个特别刺激的游戏。

瑞红姐姐说：我记得在上一次妈妈说你有很多爱好，爱下象棋，爱和人打赌玩游戏。今天我们也来打个赌吧？看你敢不敢做这个游戏。

一听打赌，我来了精神。

瑞红姐姐：你敢和妈妈比赛吗？我当裁判，你们俩比赛。这里有一盘象棋，缺一颗棋子，在太阳语办公室。需要你去太阳语拿来那颗棋子。你要去敲太阳语办公室的门。如果你敢敲门进去，并找工作人员拿到棋子，那么我将监督你妈妈把 18 个病房的门全敲一遍进去。谁没做到，谁就输了。你们俩敢比赛吗？

我还没反应过来，妈妈就争先说：我敢。反正输了也不会怎样的。不就是敲门吗——儿子，你行吗？妈妈有些挑战我。

好赖我也是个男人，怎么能轻易认输呢。我说：我也敢。

瑞红姐姐：做好准备了吗？咱们现在开始吧！

我滑动轮椅，飞快地从瑞红姐姐的咨询室走出来，向着太阳语办公室滑去，一边滑，我一边告诉自己，千万别停下来，别停下来。一停下来，我就没勇气再往前走了。因为我从来没有独自敲开过别人家的门，包括我叔叔大爷的，我也没有。

我跑到太阳语门口后，手不听使唤地停下来，谁在太阳语？我该怎么说？我的心扑通扑通跳着。

晓光，加油！我听到瑞红姐姐说。

儿子，加油！我听到妈妈鼓励我。

我深深吸了一口气，豁出去敲门进去了，是一个叔叔在办公室。"叔叔，瑞红姐姐让我来拿一颗象棋子。"

"好的，我给你找一下。"叔叔说。"你拿好，这是象棋子。"叔叔把棋子递给我。我转过身，看到瑞红姐姐和妈妈在门外为我竖大拇指。

"晓光，你真勇敢，居然做到了。"我嘿嘿笑着。

"晓光妈妈，你认不认输？你要敲开18个病房的门吗？"瑞红姐姐问妈妈。

我敢打赌，妈妈肯定不会去敲开18个病房的门。

"有什么不敢呢，我才不能白白输给儿子呢。"妈妈说着，朝着骨三科那两排病房走去。瑞红姐姐和我紧跟着妈妈走。

第一扇门，门开着。这怎么敲门啊？病房里那么多人，几乎都不认识。我不由得替妈妈捏把汗。

妈妈象征性地敲敲门，然后进去，与所有人打招呼。病房里所有的人都热情地与她招呼。妈妈与第一个病房的人告别，妈妈走出来，再走向第二家。

我怎么感觉瑞红姐姐像导演，让我和妈妈做，你看呢？

瑞红姐姐笑了，说：我不当导演了，我也加入比赛，我和你妈妈一起敲门。瑞红姐姐走到第三家病房。

她敲门进去，我也跟着进去了。最里边的病床上，是一个大概十多岁的瓷娃娃男孩，骨折了在牵引，痛得牙齿在颤抖。

瑞红姐姐走近男孩，低下头，轻轻地与男孩交流。教男孩减轻疼痛的办法。瑞红姐姐扭头还向男孩介绍我"雷雷，这是晓光哥哥"。

男孩妈妈说：雷雷很喜欢朋友。他现在很痛，想找人聊天。他说跟人说说话就忘记疼了。

我看了看雷雷，想走上去陪伴雷雷，又有点不太好意思。

晓光，这个弟弟看起来这么难受，就像我们每次骨折的感觉一样。他需要人陪，你可以陪他聊聊吗？瑞红姐姐问我。

我……我可以。有一个声音居然从我身体里冲出来。

我把轮椅摇到病床前，伸出手，我与雷雷握手，虽然我的动作那么笨拙，可是没人笑话我。雷雷，你喜欢玩什么？我问雷雷。雷雷疼得只发抖，没法回答我。

你陪他说话、帮他读故事书都可以。雷雷有一只眼睛有弱视。尽量让他听，不让他看。雷雷妈妈说。

阿姨，现在天晚了，我明天来陪雷雷吧。我告别雷雷和阿姨走出来。我说：不用敲下个门了。我想和瑞红姐姐说话。

瑞红姐姐在我身边停下来，耐心听我说。

其实，敲开别人的门，没那么难。还有……我第一次知道，我能帮助别人。我说着，有点想哭，我忍住了。

瑞红姐姐把手伸出来，握住我的手说：晓光，我不知道说什么好……我为你高兴，也为你感动。你长大些了！这就是咱们一直在谈的意义。

不，我还不够。我还要脱掉"9岁小孩的裤子"

（上次谈话中，瑞红姐姐比喻一个14岁孩子如果不想让自己长大，就会缩起来，就像让自己拼命穿着9岁孩子的裤子那样活着）。

我挠挠后脑勺，不好意思地笑了。

妈妈和瑞红姐姐哈哈笑了。

瑞红姐姐知心话

最近一次见到晓光，是他来医院药物治疗，虽然他和一年前身高没有太明显的变化，但是他举手投足都告诉我，他已经是一个15岁的大小伙子了。我和他聊天了解他的近况：

"村里还有人掀开你的被子去看你的腿吗？"

"没有被子可掀，他们还看什么？"晓光反问我。

我有些没明白晓光的话。

"上次从医院回家，我就再也没有在大白天捂着被子躲在家里了。妈妈把我送到学校,我现在上六年级了。"

晓光摊开手一笑，没有被子可掀，他们还看什么？

我的反射弧有些长，直到晓光再次重复这句话，我才哈哈笑起来。这份自嘲透露着属于一个 15 岁少年应有的顽皮和幽默。

因此,某些时候鼓起勇气要敲开的不是别人的门，其实是打开自己的心门。

咨询师手记

束缚住我们的从来不是来自外界的眼神，而是我们看待自己的方式。

想起一首被翻唱了 50 年的歌曲，至今仍未过时，披头士的《Hey , jude》，明明是写给一个 5 岁小男孩的，却治愈了全世界。

"去吧　Jude

让你的爱自由徜徉　勇敢前行

你总是在等着有人与你一同挥洒人生　并肩同行

但你难道不明白那个人就是你自己吗　所以

Jude　去吧

你需要的动力其实一直就在你肩上　在你心里"

如果生活给了你悲歌，你也要唱得慷慨，要有如小孩般乐观向上的力量。每个人来到这个世界，就像一张白纸纯洁干净，单纯善良，只是在成长的过程中，经历过社会的现实、人情世故的干扰，渐渐忘了最初的自己。

心怀力量地去面对身边的一切吧，如果这个世界想要驯服你，你更要漂亮地活下去，愿晓光有孩子般的勇气，活出自己想要的样子。

宝贝，你没有错
——告诉孩子，你生病了

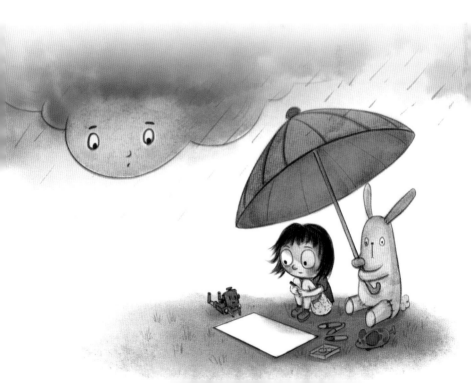

我的女儿丫丫三岁半，这是她第一次做手术。出了手术室，她看到她的小腿包上了纱布和石膏，她很疑惑，就问我："妈妈，我这个是上次玩滑板车造成的吗？还是骑木马造成的？"我说不是，都不是。

　　"那是怎么造成的？"丫丫追问，一时间我不知道该怎么回答她。以前我想，我不能告诉孩子实话，不能让她知道她是瓷娃娃，不能让她心里有阴影，不能让她感觉和别人不一样。可是面对孩子这么问，我有些招架不住。幸亏女儿没等我回答就睡着了。

　　这个问题搅扰着我，才三岁半的孩子，开始追问自己的腿到底怎么了。我该怎么告诉孩子事实？我该如何面对孩子的问题？我敲开了太阳语的办公室，找瑞红姐姐请教。

瑞红姐姐问我：当孩子问——妈妈，我这个是上次玩滑板车造成的吗？还是骑木马造成的？你感受到孩子的内心里怎么想吗？

孩子好奇吗？我首先想到的。她不知道自己的腿发生了什么事、怎么造成的，因为手术之前，我没有告诉她。

好像不单单是好奇，她的意思是，她做错了什么才导致的，是她自己玩滑板车造成的；是她自己骑木马造成的……这么一想，我才知道三岁半的孩子，已经开始了找自己的原因。

瑞红姐姐：孩子找自己的原因时，透着孩子的自责。这样下去孩子会变得怎样呢？

变得怎样？自责——歉疚——觉得自己不够好，觉得自己不受喜欢——然后可能会不自信。可能是这些吧，我在想。

分析得很透，那你打算让孩子继续这样猜想下去吗？让孩子逐渐自责起来？瑞红姐姐问我。

不，经过这么分析，我感觉得让孩子知道她身上发了什么事，她才能不胡乱猜想。

可是这么小的孩子，我怎么告诉她？怎么让她明白，又不让她害怕？我问瑞红姐姐。

瑞红姐姐告诉我：你想得很周全。孩子确实比较小，一般需要用儿童听得懂的语言来与儿童交流。游戏是儿童独有的语言，可以利用与医疗相关的过家家游戏，讲给孩子听。如果你感到有难度，我们让游戏师陪你一起为孩子做这个游戏。

瑞红姐姐的话打消了我一些顾虑，那就让游戏师陪我一起跟孩子交流吧。可是，如果孩子知道自己的腿不健壮，知道是瓷娃娃，她会不会觉得和别的小朋友不一样而感到难过？不一样也会带来很大的压力。

我又想起另外一个很重要的问题。

这确实是需要注意的一个事情。首先你觉得你孩子跟别的孩子一样吗？

我想……有时候一样，有时候不一样。从孩子的身体上说，丫丫的身体确实跟别的孩子有不同；从心智层面，从情感层面，丫丫和别人是一样的，没有什么不同。我边想边说。

父母的态度有时候也决定孩子的看法，一开始父母持有接纳的态度，对孩子自我接纳非常关键。你刚才说得非常好，丫丫跟别的小朋友比，有一样的，也有不一样的。关键是整体看是平等的。孩子身体的不同，不是有什么不好，不是什么错，是她的一个身体特点而已，并不是她的全部。这个事实孩子从小就坦然接受，而且父母也没认为这个不好，那么孩子也将随父母的态度很安心。瑞红姐姐解释说。

我说：孩子的腿做手术，就像别人感冒、发烧，偶尔生下病，是正常的事。我也要让孩子认识到，这是一个与别人生病一样的事情。而且过一个多月，她就会好起来。这个过程，我也会逐渐地教孩子学自我保护，减少摔跤的机会。当然，我也知道，摔跤是难免的，只能减少概率。

瑞红姐姐：对对，你总结得太好了。做手术的时候，父母在孩子身边陪伴孩子，接纳孩子，爱孩子，就是对孩子最大的支持。

瑞红姐姐知心话

用爱直面真实，会让孩子变得勇敢自信。

直面事实，事实就变成了自然而然的事，例如非洲小朋友从出生起就是黑色皮肤，从小就接受，他就不以自己的肤色黑而变得郁郁寡欢，因为从小就看惯了黑肤色，是再自然不过的事。同样，从小孩子就知道自己拥有某一个特点，而且强调是特点不是缺点，那么孩子也就从小接受了这个事实，变成了再自然不过的事。这份在孩子面前的坦诚，也是一份难得的爱。人人都有特点，这个特点不是标签，并没有为孩子的成长设限。

咨询师手记

丫丫的故事让我想起我小时候的一个故事，那时我大概5岁刚上学前班。有一天，放学没等爸爸来接，就自己跑出学校去爸爸单位找他，可是一出校门我就迷路了，既不记得家在哪，也不记得爸爸单位在哪，于是就乱走，现在想想胆子还是很大的。走到了一个电影院，门口人很多，都在等着看下一场电影，那么多人中我忽然看到一个年轻的阿姨，还有一个叔叔，那个阿姨有点眼熟，好像我家邻居，于是我走过去拉着她，说我走丢了不知道回家的路，然后她就抱着我，和那个叔叔一起看了场电影。等晚上他们把我送回家我才知道，我消失的这几个小时里，家里简直急翻了天，爸爸妈妈召集了各自单位的人和我们学前班的所有老师，在那个城市的角角落落找我。

那时候是 70 年代末，通讯很不发达，大家相互联系主要靠自行车。现在让我回想那个晚上，全城忽然多了那么多骑着自行车喊着我名字的人，我是怎么安心坐在电影院的呢？

我印象最深刻的一个场景——那个送我回家的阿姨走了以后，妈妈关上门，回身对我说："饿了吧，我给你盛饭，快吃饭吧。"然后是一个风平浪静的夜晚，妈妈并没有责罚或训斥我，虽然也没有抱抱我和更多的安慰，但是想象中的把屁股打开花并没有来。现在虽然人到中年，但每次想起那时的场景依然感谢父母的宽容。

就好像丫丫小朋友，她也会慢慢长大，也许有一天她也会顿悟到当初爸妈是怎样倾其所有地保护她，是怎样尽最大可能地淡化疾病带给她的"与众不同"。让她在爸爸妈妈的呵护下安全地长大吧！

你好，瓷娃娃
——成骨不全症心理呵护方法

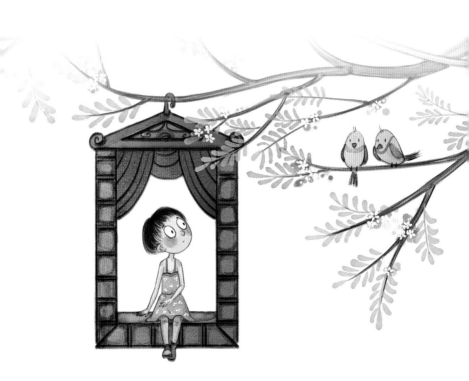

1. 瓷娃娃在生理、心理和社会适应方面所面临的现状

世界卫生组织对健康的定义，是指生理、心理及社会适应三个方面全部良好的一种状况，而不仅仅是指没有生病或者体质健壮。也就是说三者缺一不可，即使身体健康，没有一个良好的心理状况，也称不上健康。且这三方面相互影响，身体的病痛会直接影响心理的发展、社会的适应能力。

成骨不全症（俗称瓷娃娃）最典型的特征是骨质较脆弱，易发生骨折，致残率比较高，导致身材矮小、骨头畸形等外貌与普通人不同。病友在生理长期遭受

病痛的过程中，失去走出家门的机会、失去上学的机会、失去与同龄的伙伴交流的机会……没能更好地融入社会，有些孩子变得孤单无助、害羞自卑，甚至对自己丧失信心，变得迷茫；病友家属往往会自责没能带给孩子健康，在长期照料的过程中产生无奈、焦虑、抑郁等情绪，甚至看不到孩子的未来。

2. 阻碍病友发展的根源是什么？

我们曾在病房与成骨不全症病友家庭交流：

经常带孩子出门吗？

没有，孩子这个病，也不敢带他出去，出去了别人也笑话。

你尝试让孩子自己洗衣服、做饭吗？

没有，孩子有这个病，安生待着就好。

你上学了吗？

没有，我身体不好。妈妈说等我把病治疗好了再带我上学。

你有学一门技术、尝试出去工作吗？

没有，我想等病治疗好了再去学……

似乎疾病成了阻碍一个孩子发展的原因。患成骨不全症的伙伴和他的家人，似乎将"疾病"这个标签贴满了全身——只看到"病"，看不到"人"，往往忽略了人所独有的价值和意义。

而这个过程是怎么形成的呢？

成骨不全症目前可以通过康复治疗改善身体状况，但还不可完全治愈。这就意味着——在目前的医学条件下，病友是要终生带着疾病生活的。这个事实往往是病友和家属所不愿意看到、不愿意承认、不愿意面对的，以至于幻想通过各种方式能把疾病从身上除去，成为一个"完好的人"。对疾病的不接纳，为从心理层面导致以上阻碍病友社会发展的根源。

3. 爸爸妈妈们，请不必自责

孩子出生后频繁地骨折，打破一个家庭原本拥有的幸福状态。从此便踏上为孩子治疗的漫漫长路。

有哪个父母不想把健康给孩子?! 这不是我们做错了什么，是生命传承过程中必然会出现的概率，不必自责。

人类繁衍的过程中基因在不断演变，人类才得以进化，然而细胞在分裂过程发生的复制随机错误，造成成骨不全症等罕见病的发生，也就是患不患病是随机概率，是运气。就如两个人抽奖，一个人能中奖，而另一个不行，没有任何可控因素，完全来源于随机的运气。那就意味着谁都有可能成为这样的患者，意味着罕见病人人相关。

《新京报》评论文章曾说：是罕见病病人承担了我们整个人类的坏运气，我们理应对他们表达我们的善意。

4. 如何应对骨折呢？

"孩子骨折的一刹那，我心都碎了。孩子蜡黄的小脸朝向天空，不敢看我，他强忍住哭说：妈妈，我不是故意的。"这是在病房里很多瓷娃娃家长和我们描述孩子骨折时的情景，他们诉说时，还伴着眼泪和心疼。

骨折意味着又一次剧痛降临。骨折的一刹那，孩子不单单是恐惧、无助、伤心，也会自责——我没有照看好自己，我又要给爸爸妈妈添麻烦了。

家长眼睁睁地看着却减轻不了孩子分毫痛苦，家长会变得非常焦虑。这时家长要调整好情绪，陪伴好孩子，这是对孩子最大的安慰：闭上眼睛深呼吸，让自己情绪稳定下来，然后是要做的事：

①安抚孩子情绪：小心地把孩子放平，尽量保持骨头不错位。通过抚摸孩子的头或未受伤的部位，安

慰孩子。你知道孩子害怕、疼痛、自责，告诉孩子，你将陪伴他、保护他。尽量不要马上鼓励孩子勇敢，阻止孩子哭泣，而应该接受孩子哭泣，听孩子诉说，逐渐使孩子情绪稳定下来。

②准备就医：使用长期预备的纸板、竹片等夹板，用纱布把孩子受伤部位固定，边固定边和孩子说：我会轻轻地、轻轻地包扎，你深呼吸，我慢慢来……尽量减缓孩子因伤口挪动导致的剧痛。然后整理他的病历等资料，联系长期为孩子治疗的专门医院，判断是在当地拍片检查，还是直接去专业医院治疗。

③就诊路上：出门前，如果孩子有心爱的小毛绒玩具等物品，尽量给孩子带上，安抚孩子情绪，鼓励孩子把疼痛说出来、哭出来。孩子在路上被移动的过程非常痛苦，每次颠簸都可能会导致疼痛。因此建议上车或坐飞机之前，使用一块板或担架托住孩子，整体移动，不单独抱孩子。移动的过程中，也告诉孩子，照顾的人动作会轻柔，让他放心。

④治疗期间：孩子做手术前，如果是第一次或在该医院第一次做，请尽量联系医院的社工或心理师，为孩子做术前辅导，减少孩子的担忧。因为对未知的担忧是人最大的恐惧，孩子即将面对手术这样一个大事件，无论是即将到来的疼痛还是手术本身，都令孩子害怕。社工或心理师将根据病友的年龄等情况，通过儿童医疗游戏或叙述方式为孩子做术前辅导。

家长虽然不能进手术室陪伴孩子，但一定告诉孩子，你会在医院指定的位置陪伴孩子手术，等候孩子出来，以使孩子安心。

手术后（或骨折后）第一周，对于孩子和家长都是最难熬的，尤其是前三天。这时孩子往往食欲不好，也担心大小便导致疼痛，不敢吃饭。家长可鼓励孩子正常吃饭喝水，如此才能更好恢复。也可以通过喝牛奶等方式补充体能。更重要的是，孩子因疼痛而哭泣时，请不要立即阻止他，让孩子哭出来，甚至和孩子讨论疼痛的感觉、程度、部位。通过给孩子抓挠脚丫、抚摸头部或其他未受伤的部位，来抚慰孩子的不安情绪，然后可以通过阅读绘本故事、听音乐等方式，转移孩子的注意力，减轻疼痛。

与此同时，家长的情绪也需要调整。家人之间做好照顾的分工，相互多倾诉、安慰、鼓励。如果有必要，请联系医务社工或心理师协助缓解不良情绪。也可以提出申请，安排志愿者陪伴孩子。

5. 如何帮助孩子更好地面对生活呢?

①把瓷娃娃当成普通的孩子。大多数瓷娃娃的内心需要，是做一个普通的人，因此希望他人把自己当成普通人，只是身体和别人不一样，其他没有什么不同。

案例:

在病房中，我们见到一个个头特别矮小的 2 岁瓷娃娃，睁着好奇的眼睛在走廊里走来走去，有时用手抓挠一下身边的小伙伴，一脸喜悦的样子。孩子几乎才达到大人的膝盖那么高，凭经验看，孩子原本的病情属于严重性质，走路却非常稳当、勇敢。家人也并未跟在他身后。等孩子玩累了，跑到坐在角落的妈妈身边扑过去，妈妈抱起孩子亲亲小脸。这个情景与每个普通家庭中妈妈拥抱她的小宝宝一样。

我们和那个妈妈交流，孩子怎么能恢复得这么好？妈妈说：我们把孩子当普通孩子那样对待，不管孩子身体怎么样——他该淘就淘，该出去玩泥沙就玩，哪怕趴在地上弄脏衣服也没关系，只要孩子能和别的孩子在一起玩就行。我们不怕孩子摔倒，因为任秀智医生说过，越活动越结实，如果长期不锻炼不活动，会导致孩子骨质疏松，更容易骨折，更严重者骨头疏松到 X 光片都拍不到，若再想治疗，身体也不具备治疗的条件了。因此就算活动时受伤，也要活动，大不了就给孩子治疗，就让孩子躺一两个月养伤。

越是抱着这样的心态让孩子玩，孩子反而越结实，即使摔倒几次，也没发生骨折。我们家小孩脾气也比较好，合群。我始终相信，我的孩子跟别的孩子相比，只是身体上有点不同，其余跟别的孩子一样。别的孩子能做的，我也鼓励孩子去做。

②相信别的孩子能做的瓷娃娃也能做到。例如洗衣做饭。可以尽最大努力为瓷娃娃创造自己去卫生间、去厨房做饭的条件，让他们能尝试去做。哪怕准备的过程，比大人帮助或代替来做用的时间还要长，也要营造条件实现瓷娃娃自己动手的机会。这不仅仅是一份锻炼，更是一份尊重，一份成长的权利的归还。何况，父母终会老去，瓷娃娃需要锻炼自立生活才能让父母安心。重要的是，无论病友还是家长一定要相信，瓷娃娃能做到。

案例：

记得去参加"北京市我们的家园"康复培训时，老师把我们领到厨房去上课，有普通高度的灶台，也有矮矮的底部是空的灶台，刚好可插进去轮椅，头上的橱柜，可通过拉杆升降来实现取物。有一位坐在轮椅上的残障伙伴看到这些设施，擦着眼泪说，我也希望家里有这样的厨房，那样的话我就能让家人吃上我做的饭了。

作为瓷娃娃伙伴，本身也要勇于突破自我，相信自己能做到。

案例

太阳语梦想学院成长营中的学员程程来到天津武清。她生平第一次和伙伴一起摇着轮椅去了超市，而不需要妈妈推轮椅。程程本身病情属严重类型，她的家人平时习惯于照顾她。她自己也习惯于受照顾，且从来不敢自己走出去。程程分享说：一开始还不相信自己能做到，当我真正去的时候，发现远没有想象的困难。就算真的有困难，也可以想办法一点点克服。

③多给瓷娃娃一些自主决策的权利。小到生活中的事件，大到是否手术、上学，都应鼓励瓷娃娃自己思考，在和他一起分析、知道利弊之后，由他自己选择。培养瓷娃娃独立自主的性格，把被动感、无掌控

感变为自我可控感，可缓解瓷娃娃焦虑、愤怒的情绪，获得更多自由与快乐。

案例：

小新兄弟三个，他是老二，哥哥和弟弟总是让着他，即便如此，他还是爱发脾气——撕书、摔东西、骂人。妈妈很困惑，找心理师帮忙。心理师和小新交流之后，发现小新自己不能行走，也没有代步工具，他的所有生活，包括吃饭、洗脸、大小便，都要由妈妈或奶奶抱着去。如果他想尿尿，妈妈没在，他就只好憋着，这种长期的被动、不自主感让他异常愤怒，就连比他小的弟弟都能自由解决自己的生活，而他不能，这种无能感也增加了他的愤怒。

心理师通过做游戏的方式，让小新把愤怒情绪表达了出来，同时建议轮椅适配师为小新调配了合适的轮椅。结果，小新坐上轮椅像脱缰的小马驹，摇着轮椅在病房里和小伙伴玩，每天都能听到他的笑声，他也能自己去卫生间、能自己照顾自己的生活了。发脾气的概率逐渐降低。

6. 我，与病痛讲和

"改变能改变的，接受不能改变的。"对于疾病，我们尽最大努力进行治疗，改善身体的条件，即便如此，我们还是要接受一个事实——在目前的医学条件下，成骨不全症还不能完全治愈，骨折也不可完全避免。而我们不能：

①不能等病治好了，才带孩子走出家门。就从现在开始。因为疾病就是我们人生的一部分，我们即使改善了身体状况，也还带有这个疾病。

②不能等病治好了，才自己洗衣服、做饭。就从现在开始。因为疾病就是我们人生的一部分，如果等父母老了我们还没能学会自己生活怎么办？

③不能等病治好了，才去上学，而是从现在。因为疾病就是我们人生的一部分，就算身体状况有改善，

也还是瓷娃娃，也还会面临各种风险。等我们 18 岁了，再去上一年级吗？我们等等，时间等我们吗？治疗计划完成了，伙伴也成年了，却没有什么文化知识，从而陷入深深的迷茫——我该干什么？去小学？已经超龄坐不住了。去学一门技能，却听不懂。

④不能等病治好了，才去学技能才去工作，而是从现在。

与病痛讲和，不是对命运的妥协，而是顺应自然。我们可以不接受因为疾病带来的各种障碍、各种限制，我们去挑战，我们去争取。比如我们去争取受教育的权利、去争取就业的权利、去争取拥有幸福的权利。人是自然的一部分，人可主宰自我的意识，人也要有勇气有心胸去接受自己的病痛和身体，爱自己，爱身体，爱这个希望抛弃却形影不离的疾病，和它成为朋友，带着它生活好今生。洒脱地对自己说：

瓷娃娃，你好！

后记——
一个咨询师眼中的瓷娃娃

期待《你是我的宝贝：病童家庭心理健康读本》已经很久了，瓷娃娃的医学名词是成骨不全症，因为频繁的骨折被人们叫做瓷娃娃。

因为中国民生银行和中国扶贫基金会联合开展的"民生爱的力量——ME公益创新资助计划"项目，要对罕见病群体做心理健康服务工作，而我作为一名心理咨询师和项目中心理督导部分，得以有机会接触到很多瓷娃娃。在和他们一起工作的六百多个日日夜夜里，我看到很不一样的瓷娃娃，为什么要用"他们"和"我们"定义，是因为我们确实不一样。通常一个瓷娃娃从出生到成年后骨骼相对稳定，之间要经历大大小小十几次至五六十次骨折，甚至有些很严重的个体在还在妈妈肚子里时就骨折了。因为数度骨折，所以骨骼会变畸形，而为了最大限度地让骨骼可以像正常人那样生长，他们要经历很多次手术和药物的治疗，在不同年龄段于四肢植入或取出髓内钉，而这些手术非常人难以承受，我所见过的最小被手术者年龄才 2 岁。

经过这样的治疗，他们的身体得以最大限度的改善，身体更结实一些，可活动的范围增大，甚至有些孩子可以站立行走。而与此同时，他们来疗愈的，还有心灵。

我不光对瓷娃娃做工作，同时也与他们的家庭对接，这些家庭的其他成员中，有些本身也是身体有障碍的，还有的是父母中的一方也是瓷娃娃的，但不管怎样，当家中有一个与其他孩子不一样的孩子时，这个家庭注定已经与普通家庭不同了。

此时我带着无比敬重的心情写下这些文字，并经过这些家庭的授权允许我把他们的故事写下来，而这么做的目的是为了让更多的人了解这个群体、了解罕见病，了解即便身体残疾依然可有一颗努力前行的心。

在这些故事中，我们既可以看到为了能到学校上课而与学校签下发生一切情况责任自负的小灵，也可以看到全天不喝一口水只是为了不麻烦别人帮忙上厕所的圆圆，还可以看到只是打了一个喷嚏腿部就骨折的小明在手术前笑着说"我就是为医学研究而生的"。

同时我们也能看到因为自卑把自己关在屋里足不出户的小新，生活的直径就是床到卫生间的距离；能看到外出就餐时的小志，旁边餐桌投来的异样眼光，还有小孩子童言无忌跑过来喊"你像个怪物"时心酸和尴尬的样子。

这些故事其实就发生在我们身边，但有可能被我们每日匆匆忙忙而忽略了，所幸有一位女士没有忽略这一切，她就是我的好朋友瑞红。由她发起的太阳语罕见病心理关怀中心，是全国各地的瓷娃娃们的"娘家"，瓷娃娃和他们的父母们都亲切地叫她瑞红姐姐。

瑞红也是一名从生死线上抢救回来的瓷娃娃，关于她的传奇故事很多，但最为人所知的是她在瓷娃娃心理健康的道路上以及在争取更多的社会认同方面所做出的不懈努力。

作为一名心理咨询师和中级社工师，因为瑞红的专业素养，才得以让更广大的读者看到眼前这本由真实案例整理出书，并较为完整地呈现出那些温暖感人有时又充满忧伤的故事。

人世百态总有百般滋味，但我依然相信每个折翼的天使都是落入凡间的精灵，而且还好，瓷娃娃们有

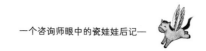

太阳语，有瑞红姐姐，有关心他们的社会组织，有越来越重视这个群体的社会大众，瓷娃娃们依然可以——以梦为马，随处可栖。

张敏

2018 年 5 月 25 日

于北京